台灣流園藝治療

― 邁向自然療癒學 全齡健康新趨勢 ―

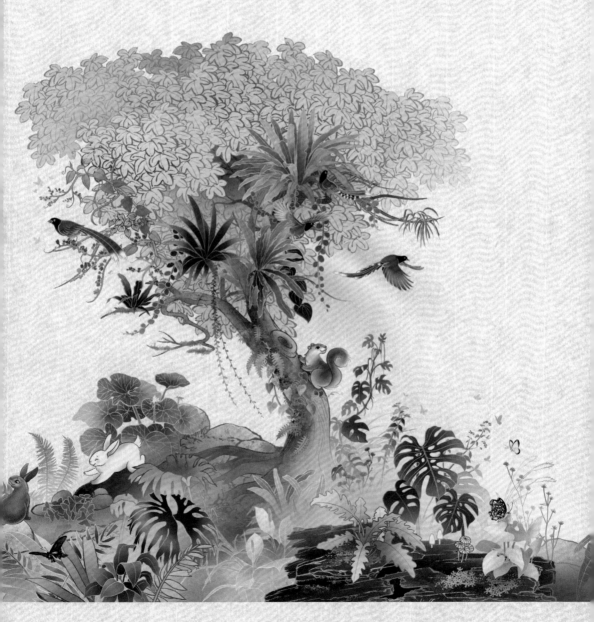

綠色療癒力學院院長　沈瑞琳／著

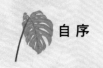 自序

園藝治療共創台灣新綠光

園藝治療師、森林療癒師是一份怎樣的工作？

在看似助人的工作中，先自助

在執行療癒他人工作中，先被療癒

在綠覆環境工作，不自覺的釋放壓力

在別人的生命裡，意外遇見未知的自我

在自然中被生命智慧開示，啟動自我覺察

對我而言，這是一份先自助而後助人的工作

我在療癒工作中，心存感恩、歡喜且感幸福 ing

如何永續這份工作熱情與質量？

秉持「分享快樂、快樂分享」的初衷

秉持「相信」與「同理」的設計準則

依循著「生命照顧生命、生命呼應生命」

將所有「專業」用「服務」的態度與方式呈現

您即可以成為一位樂在其中的園藝治療師或森林療癒師

我領著景觀規劃設計、造園工程、東西洋花藝設計、香草植物栽培與應用的知識與實務行囊，進入園藝治療、森林療癒領域，這看似相近的專業，實務上是有轉行般的難度，這些過去所學、工作經驗和生命經驗是基底養分，因應服務對象不同啟動跨域合作，就得重新認識並學習其他跨域的專業，再透過無數的討論與溝通，內化後轉換成教案與可執行的療癒活動，因著這樣的工作性質，增能學習不間斷。

原本景觀和花藝設計是一份以創新、引領時尚潮流的產業，但整合成療癒產業時，必須將「本質專業」轉成可及且有感的療癒體驗，而非專業技術傳承，方能觸動生命內在深層的感動，也才能達到園藝治療或森林療癒的身心健康促進、社交關係活化、教育、經濟等多元面向整合服務。

園藝治療、森林療癒等環境療法，可提供全齡且不分對象能力的各式休閒活動，也是預防醫學、復健醫學、學生孩童多元智能啟發、生命教育倚重的自然療法，許多人被字面「治療」、「療法」限制了自己的想像，而在字面上鑽牛角尖做無謂的抗拒或排斥，名稱是國際行之有年的專有名詞中譯，與世界接軌的共通語言，所有的環境輔助療法，都是因「人類親生命本性」而來，進而被需要。

　　十七年前，當台灣社會不那麼理解「園藝」為何可以「治療」？我在2010年集結在台灣及國際上的經驗，寫作《綠色療癒力》第一版，種下「台灣流園藝治療」的第一顆種子，十數年後的今時，台灣的園藝治療相關產業，蓬勃發展引領國際趨勢，這不只有我個人與團隊的努力，是台灣產官學醫齊心努力與支持的成績。

　　2020年起農業部推動「農村綠色照顧站」、2022年起農村發展及水土保持署推動社區「綠色照顧」，並培訓「綠照員」，整個「綠色照顧」的落實進程，我有幸參與其中，親眼見證台灣以「綠色照顧」守護「高齡者」的幸福風景，更期盼綠色照顧2.0版或未來長照3.0版邁向預防醫學面向，除了「減法照顧」有利活化高齡者，更是「全齡健康」趨勢，因台灣官方遠見，綠色照顧已經提升到國家公衛議題，整個台灣流園藝治療模組必須重新架構，因此近兩年時間，我重新盤點台灣自然資源、療癒需求、療癒阻礙，透過這本書傳遞「全齡綠色健康」的十五個療癒面向、100個療癒可能，期盼透過本書的推廣，全齡親近自然享受健康綠生活。

「台灣流園藝治療」古往今來脈絡 放眼未來知福惜福

　　台灣流園藝治療的發展與推動，不是可以一觸即發的使命，需要一點一滴一步一腳印的走遍台灣，一本一本書的寫，一場一場演講與工作坊面對面的實踐，透過教育的傳遞、服務現場的實踐，如同植樹一棵一棵的植下並漸成林，放眼台灣園藝治療（園藝療癒）、森林療癒、林園療癒、綠色照顧、健康園藝、園藝療育、農業療育等各自蓬勃發展，深感見樹、見林、見未來是穩健的發展歷程。

見樹

　　初期以國際的經驗為底蘊，整合並樹立適合台灣發展之園藝治療知識基礎、職能與執業道德培育，開始實踐在不同對象的服務模組與園藝治療專業人員教育訓練。

見林

　　透過培訓手把手地培育出一位位優秀的園藝治療師，大家以本質專業出發，提供需求族群專業服務（增加服務工具選項），並不斷地跨展園藝治療的多元工具與服務族群。

見未來

　　各式療法與園藝治療跨域合作，盤點台灣產官學投入的各面向資源，避免資源重複與不均，再次審視「台灣流園藝治療」的時代適宜性後，建立專才、專用、專屬的園藝治療服務模組及人才庫，以利普及推廣「全民綠色健康照顧」社會處方。

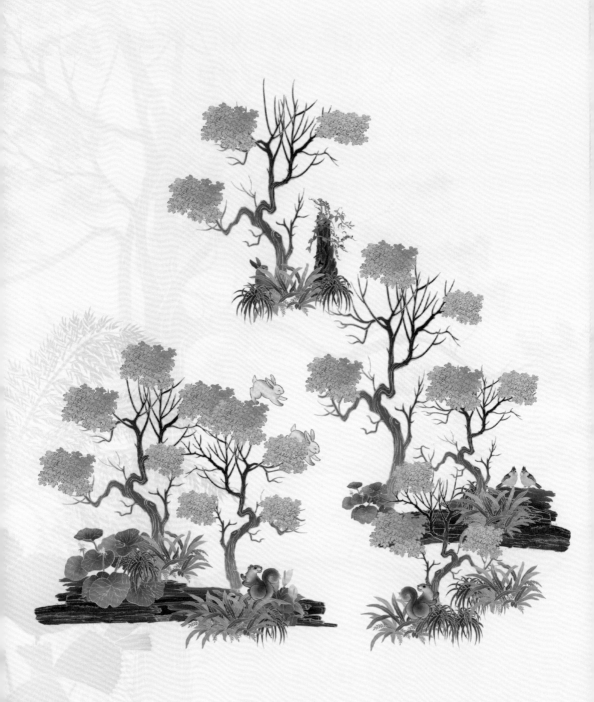

因為知道自然療癒力的珍貴與美好，我一直倡議，自然療癒力是大地之母給予的至寶，呼籲大家一起為保護自然系的生物與生態而努力，因為沒有森林、沒有自然界一切生物，就沒有自然療癒力，唯有「共好」才能持續健康與療癒。

　　感謝一路以來支持我的讀者、學員及合作單位，因為大家的相挺，困難重重阻礙時，給我堅定向前走的勇氣、總是和我一起開創新篇章的麥浩斯出版社社長淑貞姐，及綠色療癒力學院秘書長蘇金村老師，還有家人的支持，一直是我最強而有力的後盾。

　　台灣將再次引領全球綠色照顧之牛耳，想必會受到全球公衛關注並取經台灣，從綠色產業的蓬勃將引動環保產業、醫療產業、照護產業、農業產業、高齡產業、科技產業、旅遊產業、服務產業以及教育體系，共創健康幸福宜居的台灣土地，成為世界閃亮的「綠」光。

沈瑞琳

目錄 CONTENTS

Part 1

「台灣流園藝治療」&「環境療法」&「自然療癒學」

Part 2

從「台灣流園藝治療」實踐，
整合出「自然療癒學」十五大療癒形式

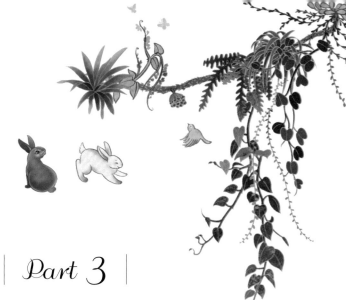

| Part 3 |

「台灣流園藝治療」實踐「自然療癒學」的跨領域對談

後記

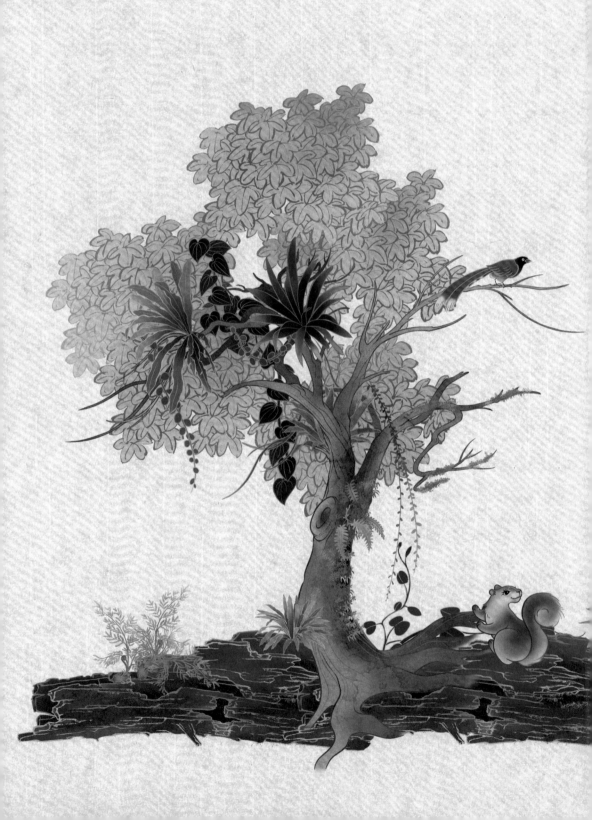

Part 1

台灣流園藝治療&
環境療法&
自然療癒學

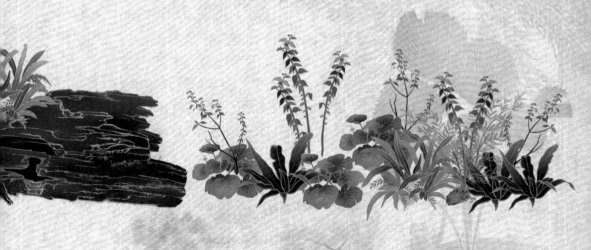

1-1

十七年養成「台灣流園藝治療」的「幸福感知樹」

回顧園藝治療在台灣的發展歷程，此刻我看見這棵由「台灣流園藝治療」孕育出來的「幸福感知樹」。

因為豐沃的大地養分，加上陽光、空氣、水及生態系的支持，無論是光合作用、呼吸作用、輸送作用……一點一滴的養分（療癒效益）滋養著枝與葉（接受服務的對象），使得主幹茁壯、開枝展葉、開花結果（目標效益）。

期間無論是花開花謝、落花落果、果食熟成、病蟲危害、氣候影響，皆是生命的歷程，亦是啟動人類感知自然療癒及生命智慧增長的介面，台灣流的園藝治療即是「生命照顧生命、生命呼應生命」的體現。

「台灣流園藝治療」不僅有跨界整合科學理論為基礎、國際經驗為底蘊，透過多元樣貌的活動設計，並結合場域空間，將人事時地物相容整合，在輕鬆無壓看似玩樂的氛圍中，進行休閒、療癒或知能研習活動，讓人學會將自己自然而然地交給自然、成為植物的朋友，進而達到身心靈及社交關係促進，獲得不同面向的健康整合及教育的機會，是全人健康社會必備的生活態度與方式，讓健康養生成為全齡軟實力。

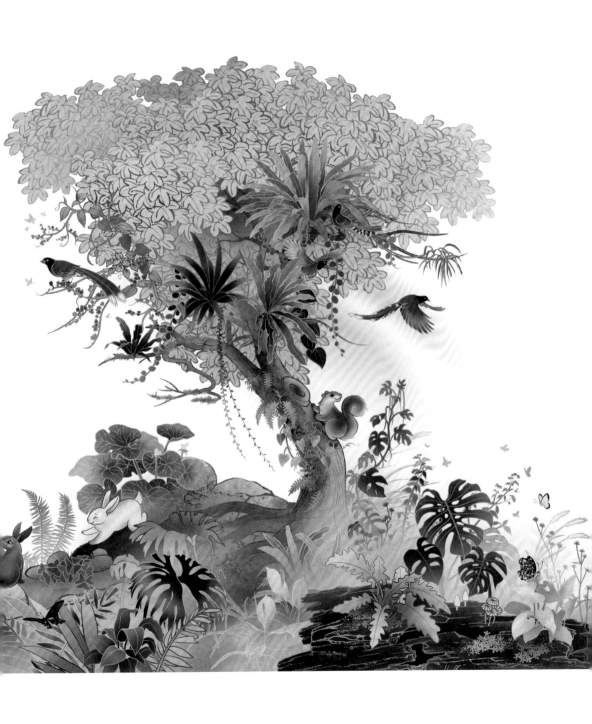

幸福感知樹

主幹發展出的「分枝」———————

園藝治療服務的「受眾族群」。

青少年

失智照護

亞健康
族群

「葉」———————

是園藝治療服務
「特定對象」。

各科病患及
支持性團體

身心障礙者

行為矯正場域

專家跨域
進修及增能

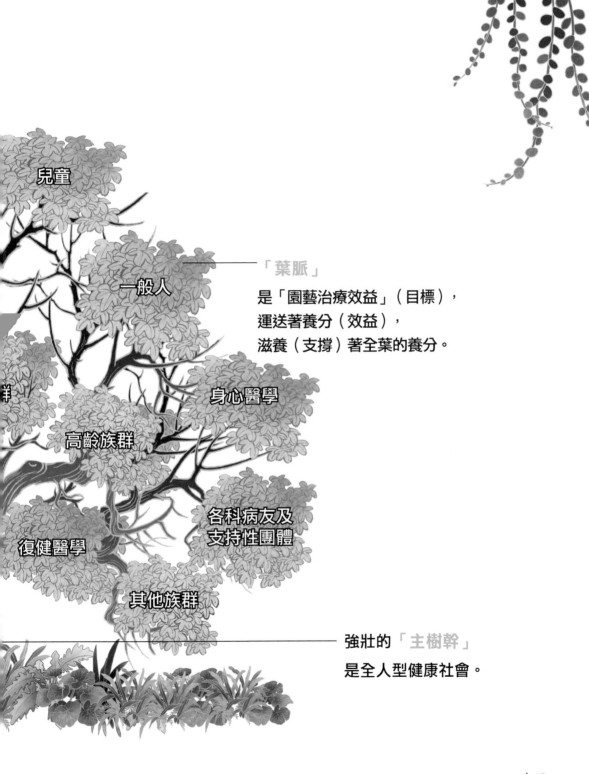

兒童

一般人

「葉脈」

是「園藝治療效益」（目標），
運送著養分（效益），
滋養（支撐）著全葉的養分。

身心醫學

高齡族群

各科病友及
支持性團體

復健醫學

其他族群

強壯的「主樹幹」

是全人型健康社會。

回顧推動 17 年的「台灣流園藝治療」
如何得以孕育成這棵「幸福感知樹」

「台灣流園藝治療」孕育出的「幸福感知樹」

在大地之母用愛（陽光、空氣、水）、豐沃的土壤以及生態系，透過分解吸收、光合作用、呼吸作用滋養著小苗，隨著時序一分一寸、一枝一葉、開枝散葉、開花結果逐年成長茁壯，十七年來「台灣流園藝治療」小樹苗，長成今日的「幸福感知樹」，可為人遮風避雨。

植物的成長過程有許多不確定性，可能歷經極端氣候、枯水期、病蟲危害、颱風、地震以及人為影響，所有助力和阻力都是最棒的養分，看著小樹苗的蛻變，枝枒成長、開枝展葉，它們不疾不徐順著自己的時序與步調，循序漸進的成長。當大樹成蔭，仰望著分枝側芽強健而茂密，暖暖的光灑下，伴隨著微風輕拂送入心中皆是感恩，這一切如同「台灣流園藝治療」的發展。

如何滋養一棵「幸福感知樹」？
（內在與外在、有形與無形）

除了大地之愛（陽光、空氣、水）、豐沃的土壤以及生態系外，跨界、資源共享、分工合作、因地制宜、文化與節令等全面整合，加上產官學醫的齊心合力推動，如同植物成長期的追肥，因緣具足滋養「台灣流園藝治療」可廣可深可長可久的命脈。

如何分送出所需養份呢？
（個別差異，提供量身打造的服務）

先分析參與者個人資料、參與目標分析、參與活動適切類型等書面資料彙整後，再經由訪談後的多元整合（現有可及資源、個別特質、經費預算、可執行時程等）、健康促進需求與環境條件，可分為主軸式療癒形式「綠栽培」、「綠飲食」、「綠藝術」、「綠用品」、「綠場域」、「綠體驗」、「綠遊戲」、「綠陪伴」、「綠導覽」、「綠旅行」、「綠智慧」，以及綜合性療癒形式「綠志工」、「綠社交」、「綠生活」、「綠療癒」等合計十五大類。

「台灣流園藝治療」的「幸福感知樹」外部滋養元素

陽光、空氣、水

是大地之母滿溢的愛，養育了每個生命。

三元素整合後，葉部「維管束」內的「韌皮部」，
將葉子光合作用產生的糖分向下回送至莖及根各部，
供植物細胞利用或儲藏。

土壤

蘊含豐富的養分，滋養一棵植物成長、開枝散葉、開花、結果及茁壯
的基礎營養來源。

身處自然或綠覆率高的都會中，人體五官七感自體接收療癒
能量，滋養著我們的身心靈。舉凡植物、生物的生命歷程、
生態、各式景觀，透過五官感知（可用知覺接收），
對人產生身體面、心理面、社交關係以及教育的正向促進，
無特定形式的滋養生命、陪伴生命，這樣親身感知體驗，
成為人類健康促進的基礎養分並奠定根基。

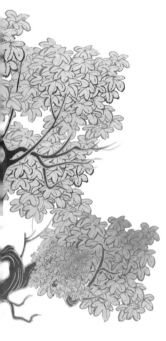

　　儲藏的養分在植物需要時分解，再由韌皮部輸送所需的地方。猶如參與園藝治療活動，物理性和化學性催化，使得身體機能活化、正向心理的鼓舞、社交關　係活化等的健康促進效益，支撐、強化並守護著每個生命體的身心靈健康。

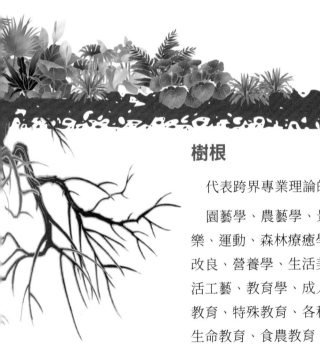

樹根

　　代表跨界專業理論的基礎

　　園藝學、農藝學、景觀學、花藝學、茶道、藝術、音樂、運動、森林療癒學、森林醫學、休閒與遊憩、農業改良、營養學、生活美學、設計學、心理學、諮商、生活工藝、教育學、成人繼續教育、免疫學、高齡、幼兒教育、特殊教育、各科醫學、護理、照護、環保教育、生命教育、食農教育、社會福利、在地文化、其他。

台灣是心靈療癒的沃土

　　17 年前心中那棵小苗—「台灣流園藝治療」，如今成長並轉變成給人遮風避雨的大樹了。回憶發展初期，從「國際經驗融入在地需求」出發，歷經十數個寒暑，現今的園藝治療已經完全在地台灣化，並脫離被質疑、持續不了多久就會退燒、只適合少數人（身心障礙疾患者、高齡者等特定對象）、健康人不需要、城市居民才需要，農村無需……這些質疑與誤解。

　　近七年來，台灣「環境治療」相關產業快速且蓬勃發展，從城市到鄉村、從都會到森林、從公園到農場、從兒童到高齡者、從身心障礙者到預防醫學、從治療到保養、亞健康到健康、無感到五感、休閒到日常，全面普及。

　　「台灣流園藝治療」導入健康服務產業，從初期定位於加值「照護服務」，至今拓展到優化國民生活質量的「守護健康」面向，從「復康」療法的治療效益導向，擴推至「預防醫學」的療癒紓壓效益，從「替代療法」轉變成「生活療癒」，我認為這樣的普及模式，是因源「台灣流園藝治療」為「先自助而後助人」的執行模組。

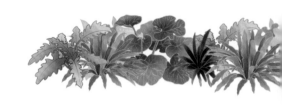

如今「台灣流園藝治療」已經長成一棵「幸福感知樹」，這壯碩的大樹即是全民健康的樣貌，接下來，各種「環境療法」應該跨領域合作，發展出更多元型態的自然療癒服務模組，提供全國人民不同的療癒需求，不僅前面所提的十五大療癒形式，我認為「台灣流園藝治療」理念的普及化推動，還可發展出可商業化的 27 類療癒模式，如「綠商品」、「綠行腳」、「綠出版」、「綠社交」、「綠建築」、「綠城市」、「綠養生」、「綠服務」、「綠教育」、「綠休閒」、「綠療養」、「綠瑜伽」、「綠頌缽」、「綠適能」、「綠感統」、「綠復健」、「綠諮商」、「綠餐廳」、「綠繪畫」、「綠寫生」、「綠才藝」、「綠產業」、「綠建材」、「綠能源」、「綠公益」、「綠健康」、「綠企業」等，無限「綠」的發展可能，「綠」攸關我們生活的一切，守護著我們多面向的健康及豐富的休閒生活時光，讓我們繼續讓「綠」守護我們」，我衷心期盼全齡皆可遇見自己共感的「綠色療癒力」，持續健康或重獲健康的機會。

　　此刻，我們一起站在「台灣流園藝治療」的「幸福感知樹」下，循著樹枝脈絡，您將發現一個個生命被療癒以及重生的可能，在茂密的樹葉枝芽中，灑落亮晶晶的陽光，驚喜遇見當下每一個生命感動。此刻，各領域的「環境療法」可以屏除己見並以更開放的心，彼此學習與融合使用，看見「自然療癒學」引領生態系共榮共好美好願景。

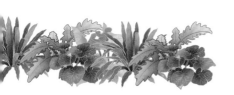

1-2

園藝治療實踐的點線面
一個 H 六個 W 精準解讀

園藝治療
是治療人？還是治療植物呢？

園藝治療是透過園藝、農藝、親近自然等相關活動參與，以植物、自然元素做為工具媒材，透過實作體驗或活動參與，讓人與自然界、人與植物（生物）、人與人產生心靈對話，經由「融入→體驗→共鳴→分享」的歷程，察覺自然及發覺植物生命的美好與感動，接收大自然的療癒能量、自我覺察，對於身體面、心理面、社交關係、教育面向產生健康促進及紓壓療癒效益，全齡皆適用的一種輔助療法。

推動園藝治療的基礎原則及目標，也是落實聯合國SDGs 永續發展目標中多項精神。

是治療病人？高齡者？有障礙的人？
還是全齡、無論有無障礙的普羅大眾皆適合呢？

園藝治療多元的療癒形式，

讓健康的人維持健康、

亞健康的人回到健康、

復康者可以獲得好的生活質量，

是守護全齡健康的綠色療癒。

園藝治療的綠色療癒力在哪裡？
如何接收「園藝」的「自然療癒能量」？

首先，請打開五官七感（若有部分感知障礙者，請開啟可接收的感官）。

第二步透過可接收自然的感官，來覺察身邊的大自然一切元素。感知對應（共鳴）並接收訊息（能量）。從「學習當自然的朋友」開始。大自然是一位形態多元、充滿智慧的益友，在它身上，我們可以獲得身心靈不同面向的精進，且因每個人的成長歷程與經驗、興趣等主觀因素，所感知的大自然療癒能量，有其個別差異性。

在自然中，會讓人越發感恩之心、鼓舞內心自省的機會、身心健康的促進、樂在其中，進而感知幸福美好，在大地之母懷中或身旁讓人感覺安全而自在，也讓「心」找到回家的路。

如何結交這位園藝治療益友呢？

我梳理出一個 H 六個 W 清晰脈絡，引您看見園藝治療治癒人的點線面。

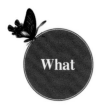

What

什麼是園藝治療？

可能您聽過許多不同的定義方式，原則上基本精神是相通的。

🌿 美國園藝治療協會給園藝治療的定義

園藝治療（Horticulture Therapy）是透過園藝活動，讓參與者獲得社交、情緒、身體、認知、精神及創意方面的效益。

🌿 日本淡路島景觀園藝學校給園藝治療的定義

所謂園藝治療（ホーティカルチュラル・セラピー）是藉由農業、園藝的活動，對人的身心靈產生效益，無論是高齡者或身心障礙者，皆可給予必要的支援，提升其健康及生活品質的一種療癒方法。園藝治療的實踐，其涵蓋農藝、園藝、醫療、社會福利、心理、教育等構面，而園藝治療工作者，需具備其各自相關專業的必要知識及技術。

🌿 日本園藝療法協會給園藝治療的定義

園藝治療是支援人們在醫療與社會福利等相關領域中，重要且必要的幸福援助。「園藝治療師」則是園藝治療的實踐者，實現這豐富人性和知識的高度技術。我們要親近自然、對植物做新的認識，在生活中開始重新發覺事物的「豐富」價值。其次是，發覺身邊存在的植物，進行園藝的可能，並增加對於園藝活動的參與，作為療癒身心靈的一個手法。園藝療法是可作為重返工作以及人們的生活的質量（QOL）提高的有用治療方法，在美國廣被認可並執行出成效，期盼在日本逐步一般化、普及化。

🌿 整體而言，我給園藝治療的定義

園藝治療是一種透過園藝、農藝以及大自然一切元素，對人產生的健康促進。在自然環境中或園藝活動參與，以植物或大自然一切元素為工具媒材，經由「綠栽培」、「綠飲食」、「綠藝術」、「綠用品」、「綠場域」、「綠體驗」、「綠遊戲」、「綠陪伴」、「綠導覽」、「綠旅行」、「綠智慧」、「綠生活」、「綠療癒」、「綠社交」、「綠志工」等十五大類療癒形式，經由「融入→體驗→共鳴→分享」的歷程，透過五官七感，連結人與自然界的生物與生態、植物間的心靈對話，進而機轉成對於人的身體面、心理面、社交關係及教育等面向的健康促進效益，即為園藝治療之療癒效益，這種自然而然察覺自然、發覺植物生命的美好與感動，鏈接傳導療癒能量，即為園藝治療之療癒效益。

縱使無法進入自然中或綠覆率高的環境空間，在非開放式的室內空間，參與園藝治療活動，亦可能從中獲得情感依附，結合精神的投入、希望、期待、收穫與享受的過程，達到治療、復健與教育的效果。或是在室內空間掛上自然景觀的圖像，都可以達到療癒的效益。復康者（包含身心靈面向）可以透過活動增加肢體的活動量，維持身體機能活化、腦部活化，維持或提升自理能力，並預防或延緩認知功能障礙；活動參與也是建立友善社交關係的橋樑，透過學習、助人、他助、利己、利他等角色互換，增加與他人互動式學習機會，活化並提升社交關係。藉著參與園藝活動的過程自我覺察（幫助人們了解自己及周圍世界）、維持學習力、有用感、滿足感、成就感，進而達到幸福感，即是非傳統醫學之輔助療法（輔助醫學、另類醫學），這即是環境療法之一的園藝治療。

🌿 園藝治療的兩大參與形式

一、純觀賞式的「景觀療癒」（Landscape therapy）：以自然或人造
　　景觀環境組成的元素，作為刺激感官的工具。

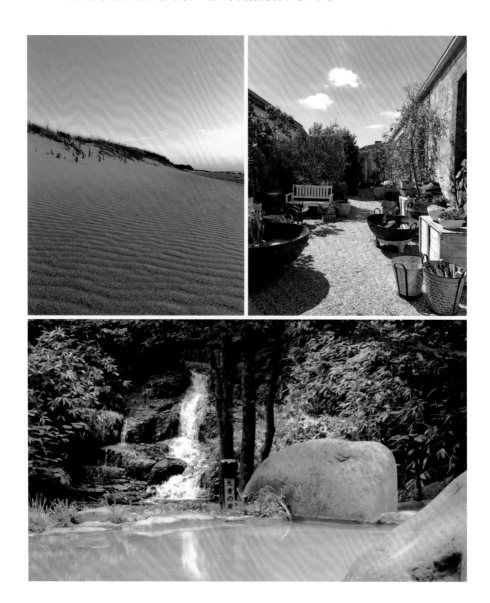

二、活動參與型的園藝治療：實際動手參與主題體驗型感知。

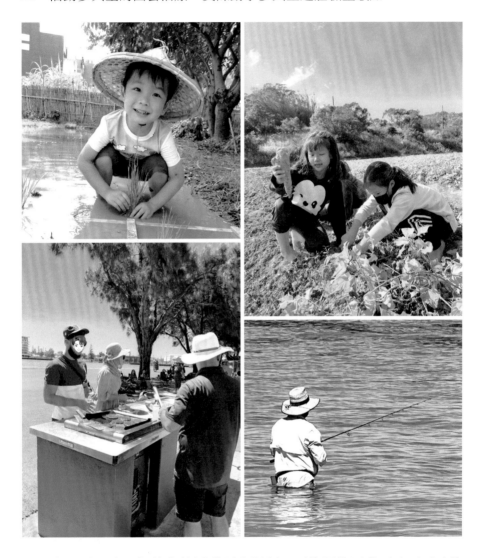

　　以上兩種形式，無特定的活動順序限制，可依照使用者可及不可及能力、活動預算、活動環境條件、主題、健康促進目標等，可單方或複方進行量身打造教案設計。兩種活動形式皆可達到紓緩身心及社交關係促進之健康的效益。

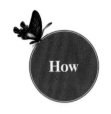

How

如何做園藝治療？

如何讓園藝治療可以廣度與深度兼備的發展呢？園藝治療是一門跨領域的新科學，需要產官學界專業人士的合作與整合，官方的政策與經費的支應、產業界的經驗寶藏，以及學界的實證研究，都是優化及推動園藝治療的縱橫向整合契機。所需專業包含園藝、農藝、森林與森林醫學、花藝美學、建築與景觀、醫護、教育、高齡、社會福利、心理諮商、社工、特殊教育、高齡健康、藝術、人文、長照、環境保育、食農教育、有機農業、休閒與遊憩、生活工藝、荒野領域、樹藝、盆景藝術、體驗式學習產業、SDGs（第 3、4、11、12、13、14、15 項）及其他領域專業，依照使用者需求或治療目標，進行資源整合，才能服務更多族群，並提供多元園藝治療活動教案可能。

園藝治療不僅需要堅實的理論底蘊作為基礎，還需具有現場實務經驗之帶領及陪伴能力，整合治療需求後，產出量身打造的活動設計，才能完整成就一場美好的自然療癒治癒歷程。

園藝治療可服務的領域不只是農業領域，也是預防醫學到復健醫學的輔助療法、紓壓療癒、親子關係、代間關係活化、農村綠色照顧、退休健康生活型態、創價養生莊園、護理機構、失智症預防與陪伴、社區營照、職能訓練、失能者復能活動、重返社會或職場的能力、反社會行為導正、青少年期陪伴、多元智能啟發、教師研習、企業家庭日、環境教育、飲食教育、生活教育、食農教育、品格教育、健康教育、休閒教育、生命教育、更生教育、臨終關懷等，甚至也可以是經濟收入的來源。園藝治療可以達到身體機能健康促進、

正向心理、活化社交關係以及教育等，多面向的正向促進。簡言之，園藝治療是透過「有形」的療癒活動參與，產生「有形」的身體健康及社交關係促進，與「無形」的內在心理、內省智慧、活動意欲提升效益。

園藝治療的活動範圍

原園藝治療定義工具範圍為園藝學及農藝學，「園藝學」涵蓋五大面項的農業，花卉、果樹、蔬菜、景觀、園產品加工，「農藝」則是五穀雜糧栽培、加工及品種改良，合計六大面向；我認為園藝治療應該有更寬廣的定義，上述以外，還包含自然界一切元素，例如自然界的生物、生態、氣象變化等，皆是療癒的工具媒材選擇，無特定的形式亦不限空間。

園藝治療活動教案設計主題，除了治療目標、參與者可及不可及能力、空間條件，以及預算等考量因素，還需融合季節、節令活動、節氣、民俗風情、種族文化、環境關懷、荒野保護、教育等，讓園藝治療可服務的對象更廣，增加教案精彩豐富性，讓單次性的活動成為持續性日常活動，我期待「園藝治療讓參與者啟動活動意欲後，成為日常每天的生活型態，而非只是一種療法。」

花卉：花卉栽種及生產、花藝設計、花卉改良……

果樹：果樹栽種及生產、果樹改良……

蔬菜：蔬菜栽種及生產、品種改良……

景觀：景觀植物栽種及生產、景觀植物品種改良、景觀設計、景觀與遊憩規劃……

園產品加工：烘焙、食品加工製造、農產品商品化……

農藝：五穀雜糧的栽種生產與相關加工製造、品種改良……

園藝治療活動會失敗嗎？

園藝治療活動不是技術訓練課，更不是才藝訓練所，近年台灣蓬勃發展的園藝治療，因為需求增加，也出現課程品質良莠不齊的客戶訴怨，參與者說：「覺得這～不是園藝治療活動，不僅不療癒還充滿挫折。」

如果園藝治療師，過度執著於園藝相關領域的技巧、美學技法展現（但亦須兼具不失美質的設計），反而讓參與者深感挫折、不可及的無力感，或是本身教學表達方式讓參與者有理解困難，都會讓整個療癒力卡關，若卡關當下未能覺察關鍵問題點，園藝治療師誤以參與者能力不佳，主動代勞或委由他人完成，失去活動參與體驗的本質，成了失敗的活動設計及帶領技巧。倘若設計低於參與者可及能力的活動，讓人感到無趣，也會導致活動意欲低下，草草參與後離場，不再參與同樣講者及主辦單位的活動。

成人教育是主動學習，同時也是主動離開，高齡參與者更是如此，活動需求因人而異，因此園藝治療師必須在活動規劃前，應針對參與者的各項資訊、主辦單位的目標以及可使用場地條件等，相關資訊調查（溝通）完整，若是團體課程參與者能力明顯差異，需進行能力分組分場方式進行。

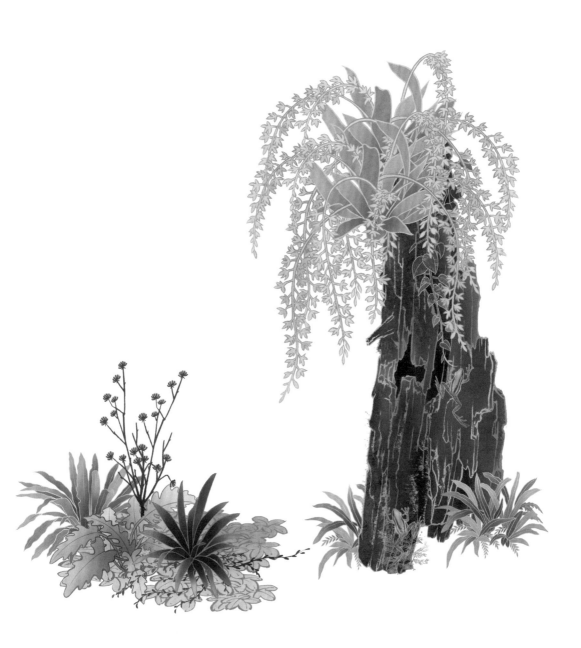

Who

誰來做園藝治療？

「園藝治療活動」並非「園藝活動」，需由受過專業訓練且取得認證的園藝治療師 HTR 帶領，園藝治療助理（技士）HTA 擔任陪伴，各司其職，任務各有不同，HTR 為活動設計規劃及帶領者，HTA 為陪伴參與者及協助 HTR。HTR 與 HTA 配比，依照活動人數及預算進行調配。

因園藝治療為具有治療目標之活動設計與執行，不單單是一場園藝活動而已，除了正確知識傳遞外，活動的內涵、活動流程、主題與空間的選定、輔助等皆需搭配治療目標進行規劃設計。「綠陪伴」技巧更是重要的元素，其有助參與者美好的體驗，並啟動持續參與意願。

活動中要注意各項細節，首重安全，無論是空間設備、工具、材料（包含植物）是否有毒性或危險性？活動的時間長短、體力消耗耐受度等都有個別差異；其他園藝活動的帶領技巧請參考本書第三章，千萬不可以抱持只是「玩玩而已」的心草率行事，不夠嚴謹的教案規劃設計，充滿各種風險，可能造成參與者二度傷害或挫折感。

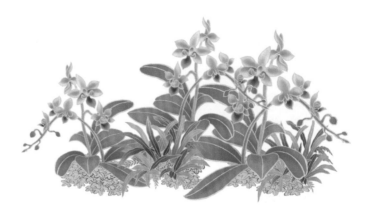

園藝活動 ≠ 園藝治療
園藝福祉 ≠ 園藝治療

園藝治療活動必須由取得園藝治療師資格者，進行規劃設計與帶領，針對其治療目標量身打造適合參與者的活動場域及主題。舉凡超過參與者個人體力、肢體活動力、認知能力所及的活動，皆不適宜，反而產生不安及挫折感；或是因為活動難度太高，導致參與過程（或作品）由志工或治療師的協助比例過高，導致作品都假他人之手完成，也失去參與園藝治療活動的真正意義與效益。

　　園藝治療師在活動設計前，需先確認活動參與者的各項資訊，若是住院病患，需透過醫師的活動處方建議後進行。其他不同族群的參與者，亦須先進行相關資訊取得，除了書面資料，也可能是治療師本身進行個別諮詢。

　　需事前瞭解參與者的體能狀態、操作能力、需求（復健需求、心理需求等）、是否用藥（藥物有無相關副作用，如眼手協調、顫抖、注意力不集中等影響其活動參與的各項因素）。生病者目前的病程階段為何？有無參與活動的風險存在，先排除可能危險資訊後，進行規劃設計，才能更精準有效地提出園藝治療處方箋。依照個別條件狀況，訂立目標，設計合適的園藝活動，才能達到治癒效果或感知療癒。

　　園藝治療是旨在營造美好感知，也是學習珍惜當下，也可能是學習挫折忍耐度，讓參與者在植物的成長歷程中，瞭解生命是有週期的、花開花落、有生亦有死，這也是生命的必然現象。透過園藝治療師的規劃、設計與引導，讓參與者在園藝治療活動參與中，透過親身體驗獲得覺察與反思機會，進而獲得認知、社交、情緒、身體、精神及創意方面的效益。

園藝治療師的門票——
自己必須有被自然療癒過的經驗。

如何成為園藝治療師

首先，自己必須有被自然療癒過的經驗。

再來，懷抱一顆同理心與熱誠助人之心。

接下來，接受園藝治療課程專業培訓，並通過園藝治療師實習審核後，取得園藝治療師的資格，取得園藝治療師資格後即可執業。園藝治療師雖已經過完整專業訓練，還需持續不斷精進且跨界學習，並莫忘初衷，才能可長可久的發展持續作為專業且稱職的園藝治療師。

並非園藝、醫療、諮商等專業背景者才適合從事園藝治療工作，可以透過參與培訓課程及實習，分級接受專業培訓認證課程，參與活動實習，累積並學習綠陪伴經驗，一步步的成為園藝治療技士（HTA），再進階園藝治療師（HTR）甚至園藝治療教師（HTM），這樣一份生命陪伴的工作，一定不是參與三兩天課程後即可上線執業，需要理論與實務兼備的能力。

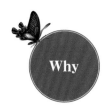

Why

為何需要園藝治療？

以生物醫學的角度而言，不生病即是健康；而全人型的健康概念是追求身、心、靈的全面健康，才是健康。園藝療法是輔助傳統醫學，追求「全人型健康」的一種環境療法（輔助醫學）。園藝治療不僅是一種生活型態，亦具心理療癒效果，以及身體活化效能。輔助醫學中有園藝治療、森林療法、藝術治療、音樂治療、馬術治療、運動治療、香精療法、冒險治療多種可選，療法中沒有所謂最有效或最棒的，只有最適合自己的。

過去正規醫學的職能治療、物理治療、諮商輔導，乃至於語言治療等，若佐以輔助療法，可能讓治療的療程多一點趣味少一點抗拒，治療不一定是單一形式的「單方治療」，也可以是「複方治療」。

🌿 如何將園藝治療導入正規醫療的療程呢？

在沒有安全疑慮下，可以將相關治療（或諮商）的空間，挪移到綠覆率高的場所來執行，例如：花園、公園、田間、校園、森林、田野等，嗅到自然空氣、從密閉～寬闊空間的開放感、花木扶疏招蜂引蝶的綠意氛圍場域中，心跟著開放了，或許會有意想不到的加倍效益。

達爾文說「學習是人類為了適應環境變化，所採用的一種生存機制」，而園藝治療就是讓人透過親近自然、園藝活動的參與，藉由照顧植物的歷程、園藝相關知識的學習，以及活動中的互助，促進人與人、人與動植物互動，過程中投入精神、希望、期待、收穫與享受過程，協助參與者獲得治療、復健、紓壓效果及愉悅感知的一種體驗式學習。

園藝活動的運動效益

園藝活動的多元性，可以搭配個人的能力、年齡、時間、空間、障礙狀態等進行量身打造的活動設計。其涵蓋簡易的播種、澆水，或身體機能高負載的作業的整地、修剪植物、認知機能感知及運用平衡感的活動，參與自己可及且喜歡的活動階段，不感壓力才能愉悅感知，超過自己能力或體力的園藝活動，可能造成身體的傷害與健康風險，因此無需勉強，體力狀況不允許時，就算只是欣賞植物，也是一種療癒形式。

園藝活動從基本的耕作、播種、灑水、除草、修剪、採收等，延伸到採收後成果的料理、孕育花的作品利用（如壓花、花束、插花、畫作）、美化觀賞價值，園藝活動是人與自然相互關係的直接作用，或是參與作業、場景情境連結達到期待的效益。

耕作

屬於身體高負載的園藝活動，露地栽培前，挖掘翻鬆土壤的整地作業（可以是人力也可能是機具）、畦田、土壤改良等作業活動，需要使用具有重量的工具及較多的體力付出，對於身體的新陳代謝有促進的效益，屬於全身型的運動力，可以強化上下肢肌耐力，對於下肢的支

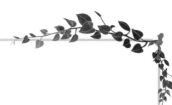

撐力、平衡感、眼手協調及整體協調都有提升的效益。

播種、灑水、除草、採收

播種、移植、分株或培育過程的澆水、除草，與活動量大的工作相比需要認知能力，可以提升專注力、眼手協調、手指間的靈活度、手腕活動等，較多精細動作。採收作業，隨栽培植物不同，對於身體有不同強度的伸展，採收時使用工具，大多是比較輕量的工具。播種作業的迷人之處，是陪著植物成長的過程，無論是成長歷程的變化，或是心中呵護關照的心情、植物成長樣態，都是令人著迷且充滿驚喜。

料理、創作

採收的成果進行料理、加工、醃製，或利用花草進行藝術創作活動，所使用的工具由重到輕量皆有，所涵蓋的範圍較廣，依參與者的能力來選擇適合的活動。這類活動需要專注力（也有利提升專注力），以及高度的認知能力、創造力，以及較多精細動作。對於上肢及手指間活化、觸覺、味覺、眼手協調、美學感及整體協調適應性有上升的幫助。另外，活動中的移動或站立，對於下肢的支撐力、平衡感、全身運動量也具有提升的效益。

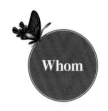

Whom

對誰做園藝治療？

進行園藝活動可以讓身體活動起來，保持身體健康與活化，亦是現代人預防醫學的處方之一。透過園藝活動，產生適度的疲勞感及流汗，猶如是運動後感到暢快感，正符合全球醫學一致認定「適度的運動」，對於預防（或已是此類疾病者）生活習慣與飲食產生的疾病，如高血壓、糖尿病、高血脂症等患者而言，運動是非藥物療法的復康方式，近年來的免疫領域、失智症相關研究指出，運動有提升免疫力及預防失智的效益。

園藝活動的活動量，強度大約是運動輕量～中度等級，無論是親近自然的活動，或是栽種植物，都可養成每天固定的習慣且持續為之，對於預防疾病或復康促進皆有益。園藝治療師對於有治療目標的參與者，建議先經醫師建議評估承受的強度，再提供因人而異的活動主題、時間、頻率、類型的教案設計，方能達到有效而正確的有氧運動效益，超過負荷的活動參與，並非正確的園藝治療處方，適得其反會造成傷害。

所以只要無安全或感染疑慮，無論是一般上班族、學生、學齡前兒童、高壓族群、病友團體、男女老少、病後復健、病患、職場障礙、身心療癒、諮商輔導、非行少年、藥癮者、身心障礙者、情緒障礙、溝通障礙、早期療癒、中輟生、專注力練習、更生人、退休人士、高齡者、受暴家庭、臨終關懷、悲傷療癒、建立良好親子關係、自信心培養、代間融合、新住民、難民、農村綠色照顧、社區營造、預防醫學、慢性病患、被照顧者、照顧者，乃至文化的傳承等，依照目的需求不同，人人都適合參與園藝治療活動。

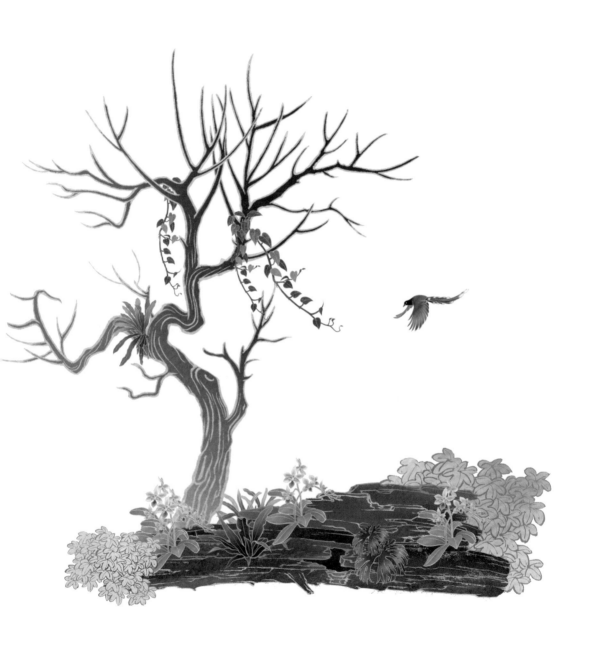

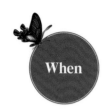

何時做園藝治療？

園藝治療的推動適期 —以醫學治療歷程為例

✓ 預防醫學　✗ 急症治療期　✗✓ 復健醫學

「預防醫學」導入園藝治療

讓健康的人維持身心靈及社交健康狀態。

讓亞健康者回到健康狀態。

健康的人維持健康

健康者　　　　　病患

亞健康的人回到健康

亞健康者

「急症治療期」導入園藝治療
（此階段導入適宜性，須經專業整合評估）

若有感染疑慮，或因為用藥所致的幻聽、幻覺、暈眩等，各種可能產生參與活動風險疑慮者，皆不宜施以園藝治療活動。

若經專業整合評估，無上述疑慮者，可由整合園藝治療專業團隊，規劃適宜的健康促進活動，或作為出院前的準備。

「復健醫學」導入園藝治療

組成「醫療及園藝治療整合團隊」，經個別評估後，規劃一系列復康活動，整合身體機能與心理健康之復健活動，期優化復康生活質量與提升生活自理能力。

一、依個案狀態

❶ **一般人**：可選擇能力所及、時間允許、有興趣的相關活動來參與。

❷ **復健者**：對於復健中、病後療癒、有用藥副作用疑慮（如眼手協調、精神不濟、體力低下、幻覺、誤食疑慮……等）的病患型參與者，皆須經醫師確認，參與者是否適合參與此次的園藝活動的主題，否則對於參與者容易產生二度傷害或感染的疑慮。

❸ **身心障礙者**：由於身心障礙者的個別差異大，不可貿然進行園藝治療活動。需讓身心障礙者先在熟悉的場域參與活動，且與園藝治療師或志工間建立熟悉及信賴關係（或者安排個案指導員在現場）。必要時，園藝治療師需先經過多次參與身心障礙者單位所辦理的活動，從旁觀察瞭解個別差異後，再進行活動設計。不熟悉此領域的園藝治療師，最好是與該單位教保老師、個案管理師、社工師、工作人員協同進行園藝治療活動，或採間接培訓方式，培訓個案指導員，再由他來帶領個案，是比較理想且安全的操作方式。

❹ **高齡者**：應將高齡者依身體條件分成不同小組，降低同儕比較的挫折感，分組後的高齡者可以立即進行適合個人園藝治療活動規劃。經過班級融合後，可以重新分組，讓能力不同的長輩成為一組，能力好的協助能力弱的，建構同儕關係。

❺ **身心障礙者的家人**：照護者的「心」勞需要被關懷，可以是照顧者與被照顧者同組參與模式，或是配合身心障礙者活動時間相同，另闢一場療癒活動，讓照顧者暫時脫離照顧壓力，獲得適度的喘息。兩類活

動主題不同，但地點、時段相同，可以統一規劃。

❻ **新住民（外籍配偶）**：分成白天及晚上兩個組別，因應工作時間安排及家中照顧需求不同，安排外籍配偶自由度高的時間，提高參與意願，並降低參與阻礙。

❼ **各類屬性族群或親子活動**：依照需求假日及平日辦理，以滿足不同參與者的時間。

二、進行園藝治療的時間

🌿 戶外型的園藝治療活動設計：

❶ **氣候考量**：首先避開天候不佳的陰雨天、酷夏、低溫、颱風等異常氣候。

❷ **時間考量**：避開夏季高溫的正午時間、避開冬季的清晨八點前及傍晚四點後的低溫時間、避開用餐前後一小時、避開午休時間，如果是醫院患者，避開檢查前後、晚間（特殊節令的需求時例外）等。

🌿 室內型的園藝治療活動設計：

❶ **氣候考量**：如果參與者來活動場地安全無慮的條件下，較不受天候影響，皆可進行。如果屬於來參與「一日服務」型態的參與者，則需考慮往返途中氣候因素所致之安全性。

❷ **室內溫度**：活動場地在通風、光線良好、環境溫度舒適的場地是最佳的選擇。如是酷熱氣候或場地通風因素考量，須將空調調整至舒適之環境溫度，必要時加電風扇輔助調節。

❸ **時間考量**：同戶外型標準。

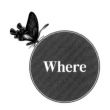

Where

在哪些地方做園藝治療？

　　推動園藝活動單位：私人企業、政府公家單位、基金會、養生村、民間社團、住宅社區、農場、休閒農業區、建設局、社會處（弱勢族群、街友等社福對象）、醫院、復健設施單位、長照據點、護理之家、療養院、各類身心障礙福利單位、早期療癒中心或協會、病友團體、啟聰學校、啟能中心、幼稚園、安親班、各級學校（一般學生、資源班學生、諮商輔導室）、育幼院、中輟生機構、監獄、各類社福單位……等。

　　操作園藝活動地點：室內教室、溫室、騎樓、樹下、田間、森林、公園、花園、學校、野外、近郊、私人設施單位空間、咖啡廳、花店、花市、園藝店、賣店、社區、植物園、展場（欣賞或展出作品）等，還有更多可能的地方，隨著課程的活動設計需要，只要是安全無慮，都是可以操作園藝治療的地方。

1-3

園藝治療相關工作的職能分工面面觀

數十年來，園藝治療的發展在各國展開，治癒人的身心靈及社交關係促進目標一致，但並無培訓時數與內容、職能分工界定、位階也無統一的模組。整體而言，大致上可分兩～三階段，英文縮寫簡稱初階為 HTA（Horticultural Therapy Assistant），依序為 HTR（Horticultural Therapy Instructor）、HTM（Horticultural Therapy Master），其在台灣中文名也隨各認證團體各自表述，只有園藝治療師 HTR 是目前共通的職稱。

我從國外的經驗，以及台灣實際第一線推動至今，將園藝治療從業人員的職能進行分工，採三階段工作任務各有不同。第一階的 HTA 是親身的綠陪伴者（搭配園藝治療師之助教），第二階段的 HTR 是活動設計者及活動帶領者（可以獨立執業），第三階段 HTM 則是除了具有綠陪伴能力、有教案設計與帶領能力，且具有培訓 HTA 和 HTR 的教育訓練規劃及培訓能力，並進行研究發表者。

園藝治療工作為何？

園藝治療是一個跨領域整合的新職能，雖然台灣發展十多年，但對於尚未入門者，總是罩著一層朦朧美的面紗，經過我自己十數年的摸索與實務，我的分析

是這樣的。因為其工具媒材來自「自然界」，工作目標為「自助助人」，可以服務的對象不分性別、年齡、職類，有無疾病障礙（部分疾病、病程除外），從能量學而言是一個正能量的工作，因應服務對象不同量身打造專屬活動，工作充滿挑戰、創新與助人美好，因此吸引很多人想要投入。

　　成為園藝治療相關工作者之前，必須有被自然療癒過的經驗，因為這是一份除了專業知識，還需有親身療癒經驗、實務經驗累積整合，並跨界整合的工作。

園藝治療師資格在哪取得？

　　台灣目前沒有官方授予的園藝治療相關認證資格，由社團法人、私人單位開辦培訓認證課程，授課師資經驗、課程時數、課程內容、認證標準及收費等個別差異大，想取得相關認證，可以先搜尋相關資訊，選擇符合自己需求的師資、課程內容、實習規劃形式的認證單位。

進入園藝治療領域有背景限制嗎？

　　具有園藝、景觀等相關專業背景者，並非必然是園藝治療師，還是需要經過跨領域的園藝治療養成教育、實習並通過審查。醫護、社工、諮商輔導、高齡、長照、心理相關專業領域者，跨界園藝治療領域也是需要經過養成教育，只是修習科目不同，但一樣需要經過實習並通過審查。

　　非上述專業背景者，也可以透過培訓認證課程及實習，接受分階段專業培訓課程，並參與活動學習累積實務經驗，也可以一步步的成為園藝治療助教 HTA、園藝治療師 HTR、園藝治療教授 HTM。

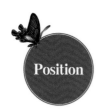

園藝治療產業的職別

園藝治療助教 HTA、園藝治療師 HTR、園藝治療教授 HTM 是循序漸進的培訓歷程,培訓的課程內容是以執行業務時的能力養成為導向,因應任務不同,角色、責任及能力亦有差異,HTR、HTM 都是可以獨立執業的資格,因應參與對象或人數考量,會增加搭配 HTA,HTA 不能獨立執行業務。以下針對各職能在活動前、活動現場、活動中、活動後分別解析任務。

園藝治療產業各職別的職責與角色

依照職別不同,從園藝治療活動的接案、設計規劃、備材、人力規劃、場佈到現場執行時,各司其職並合作無間,因此需要清楚自己的角色與責任,在活動現場是團隊不是個人秀,更不是較勁的場域。

園藝治療助教 HTA

園藝治療助教(以下簡稱 HTA)是園藝治療入門第一階,首重第一線「陪伴」的能力,理解、同理、適時的引導進而發揮陪伴的療癒力,HTA 需配合主講的園藝治療師,一同完成活動任務。累積第一線活動實踐的參與及陪伴經驗,是進階園藝治療師前很重要的培訓歷程,為未來上線獨當一面打好基礎。

🌿 HTA 的職責及角色

活動前作業

· 活動前與主辦方確認，園藝治療師本次活動相關需求。
· 其他。

活動現場

· 活動現場配置確認。
· 現場燈光及溫度測試。
· 活動現場材料分配。
· 現場音響設備測試。
· 現場 PPT 播放設備相容測試。
· 每組參與人數確認，發放材料。
· 講師、學員工具分配，以及共同工具定位。
· 當天播放音樂選曲與設備確認及測試。
· 其他。

課程進行中

· 每組參與人數再確認，並收回多的材料。
· 支援園藝治療師需求。
· 活動中執行綠陪伴。
· 其他。

課程後

· 協助課後，講師所屬工具及材料回收整理確認。
· 移交多餘材料份數於主辦方。
· 與主辦方確認相關核銷資料。
· 其他。

園藝治療師 HTR

園藝治療師（以下簡稱 HTR）是 HTA 的晉級，除了具有親身陪伴的能力，同時可以接洽活動、規劃活動與教案設計、備課與備材，並第一線帶領專業的園藝治療活動，因此無論是設計發想能力、口語表達能力、活動時間掌控、領導統御能力，以及對於突發狀況的臨場應對反應能力都需具備。

 ## HTR 的職責及角色

活動前作業

· 接洽園藝治療活動。

· 與邀請主辦方溝通。

· 園藝活動主題設計。

· 教案材料下單及確認發貨。

· 提供主辦方當天活動現場相關需求。

· 提供該場次的 HTA 行前訓練。

· 其他。

活動現場

· 活動空間（動線）配置確認。

· 活動現場人事時地物再確認。

· 審視 HTA 準備工作是否確實、正確度。

· 其他。

課程進行中

· 活動帶領。   · 活動控場。

· 處理活動中突發狀況。   · 活動中的綠陪伴與協助。

· 其他。

課程後

· 回答或協助特殊學員。

· 與主辦方針對本次活動進行交流討論。

· 其他。

 ## HTR 的活動帶領流程

活動前	
1	完成本次活動課程說明、材料、工具等的紙本講義（是否有需要發放紙本講義，可視對象而定、PPT 製作。）

活動現場	
1	利用活動前準備時間，園藝治療師先與參與者個別單一互動，降低陌生感，助教也先與自己主責的服務對象自然互動暖身。
2	再次確認參與者的語言習慣（國語、台語、客話……）。

活動中	
1	園藝治療師自我介紹，介紹園藝治療助教或志工（若未規劃助理或志工可省略）。
2	本次活動主題、活動預計時間、達成目標、成品用途（使用方法或照顧方式）說明。
3	簡述園藝治療活動的效益。（讓參與者調整心情，並準備迎接接下來的活動，有助於參與者融入其中）
4	完成示範後，再次複誦說明操作流程，並與參與者以Ｑ＆Ａ方式確認理解狀況，加強短期記憶訓練。（若主題程序繁瑣，可以採切割時段的講解方式，不用一次講解完畢，避免資訊吸收困難。）
5	參與者操作活動時，由ＨＴＡ或志工協助參與者，帶領的園藝治療師則保持全場控場，隨時注意陪伴者的方式是否正確、每組互動狀況如何？必要時，製造跨組的互動橋段，並掌控活動時間（預告時間提醒）。
6	活動完成時，需要再次簡述本次製作流程，以及使用方法或植物照顧技巧（例如陽光、空氣、水等，適宜擺放空間說明）。
7	參與者活動後心得分享。完整園藝治療的歷程「融入～體驗～共鳴～分享」，若因時間關係，分享可以改成其他形式。

活動後	
1	自我審視本場次活動之細節。

園藝治療教授 HTM

園藝治療教授（以下簡稱 HTM），除了具有 HTA、HTR 的能力外，還需具備規劃 HTA、HTR 培訓課程的能力、培訓課程教授、實習帶領、園藝治療跨界合作，以及日後增能訓練計畫等專業職能，另針對園藝治療相關效益實驗設計與研究發表，推廣園藝治療與普及服務。若在活動帶領時，與 HTR 的職責與角色一樣。

 ## HTM 的職責及角色

活動前作業

- 接洽園藝治療活動。
- 與邀請主辦方溝通。
- 園藝活動主題設計。
- 教案材料下單及確認發貨。
- 提供主辦方當天活動現場相關需求。
- 提供該場次的 HTA 行前訓練。
- 其他。

活動現場

- 活動空間（動線）配置確認。
- 活動現場人事時地物再確認。
- 審視 HTA 準備工作是否確實、正確度。
- 其他。

課程進行中

- 活動帶領。
- 處理活動中突發狀況。
- 其他。

- 活動控場。
- 活動中的陪伴與協助。

課程後

- 回答或協助特殊參與者。
- 與主辦方針對本次活動進行交流討論。
- 其他。

座位配置示意圖

演講形式座位

示範講桌

體驗工作坊形式座位

示範講桌

園藝治療活動前 HTM、HTR、HTA 自我確認事項

☐ 1 園藝治療師、園藝治療助教，皆需確認自身對於本次活動主題及內容的熟悉度。

☐ 2 確認本次活動主題，給予參與者的專業知識是否正確？

☐ 3 講義：文字是否方便參與者閱讀、流程說明要清楚、保留空白處，方便活動記錄，必要時以圖象代替文字。

☐ 4 材料及工具是否都已經完備？

☐ 5 保持良好的情緒狀態（在活動前確認自己的情緒狀態，若狀態不佳時，不要勉強自己上場）。

☐ 6 做好因應突發狀況的心理準備。

☐ 7 其他。

座位配置示意圖

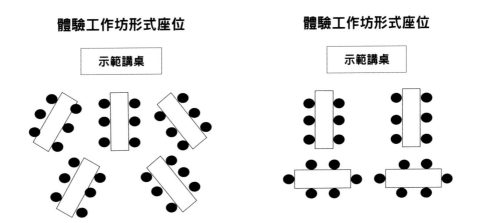

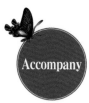

園藝治療的「陪伴技巧」

Accompany

活動前	
1	在空間、人力、經費允許的條件下，邀請家人（照顧者）陪伴參與活動，增加彼此，共同活動的經驗及回憶，亦可增加與照顧者間的共同話題。
2	若有固著意識高的參與者，不用立即規劃入團體，可採「從旁觀察者」身份參與活動，待參與意願出現時，再主動邀請他加入，可減低抗性。
3	設置從旁觀察之紀錄者，隨時捕捉參與者活動中的剎那，作為參與者或家人間回顧活動分享的紀錄。（本人生命回顧記憶、家人瞭解其參與活動狀況，增加彼此交流話題。）
4	參與活動中，若有誤食疑慮者參與，需特別設置專屬陪伴者在側，如果陪伴者需暫時離開，需立即遞補配置一位同仁，避免活動中誤食的風險疑慮。

活動中	
1	「鼓勵」他做，「不是幫」他做。
2	「引導」他做決定，不是「幫」他 做決定。
3	「若有似無的陪伴」，避免造成參與者壓力或產生過度依賴。
4	「真誠的讚美」，依照「事件」給予適宜的稱讚，華而不實的讚美有欠誠意，不感到被肯定。

5	以「相信」、「理解」的心，陪伴參與者。
6	用「尊重」代替「權威」，才能啟動療癒感知。
7	可適時調整陪伴者與參與者「主」、「副」合作模組，有助默契提升。
8	創造同儕友伴間的互助機會，活化個人社交、增加協同合作力。
9	不做同儕間的作品比較，例如避開「最……」、「第一」、「好與壞」、「快與慢」、「美與醜」……等字眼。
10	助教或志工，不擅自更改活動主講師的課程設計或製作方式。（避免學習資訊混淆，參與者會無所適從，甚至感到焦慮。）
11	活動中，要經常提醒參與者補充水分、上廁所以及不久坐……等。

活動後
1	探求活動中，參與者活動意欲低下（或主觀拒絕參與）的原因，日後可從「五官七感」各面向感知，興趣的探索及啟發。
2	鼓勵參與者增加戶外出走，以及參與活動的次數與時間。

當陪伴者是照顧者或家人（適用於親子、代間活動）

· 園藝治療師必須在課程前，先說明本次園藝治療課程活動設計的目標、期待傳達給主參與者的體驗與共鳴方向，並委婉的說明，作為一個「陪伴者」的技巧（態度）、可以採取的方式與合作配比，之後再進入本次活動主題介紹與示範。這類夥伴組合形式可透過活動，讓參與者「照顧者」與「被照顧者」一起學習，彼此在「照顧」這件事上的關係是「夥伴」，不是對立、沒有理所當然，而是彼此相依。

· 帶領這類團體的園藝治療師，要運用活動的機會，設計倆倆合作的體驗橋段，而且巧妙且自然而然主動求援（合作無間），內心共鳴並感受自己被他人需要、理解社交活化的重要，人人都需要夥伴，降低社交性孤獨（social loneliness），就算獨居，一樣是可以內心不孤獨，只要願意走出來積極建立人際網絡與社群，日常亦是可以豐富精彩。

受過專業訓練的「陪伴者」讓療癒更加值

· 一場專業的園藝治療課程活動，包含了人事時地物的整合，針對整體活動而言，不單只評估園藝治療師 HTR 是否受過專業訓練，還包含陪伴的園藝治療助教 HTA 或志工，親身陪伴者是否經過專業訓練？是否理解園藝治療的精神？若因預算或其他因素考量，採以志工、照服員、工作人員負責陪伴時，一樣需要先經過「志工訓練」課程，這類重新整隊的培訓課程，主要針對園藝治療的陪伴技巧說明、園藝治療活動目標，避免不適宜的陪伴方式，導致參與者無法進入課程活動情境，甚至拒絕參與，那麼園藝治療師事前再多的準備也會功虧一簣。

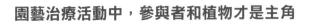

園藝治療活動中，參與者和植物才是主角

· 園藝治療活動中，園藝治療師、園藝治療助教、志工，我們都是配角，參與者與植物（天然材料、自然環境）產生共鳴感知才是心靈對話的主角，真實感知並接收療癒的力量。

適宜的「陪伴」趕走孤獨感

· 「陪伴」不是依賴，是一種內心安定的感受，過度的依賴會成為照顧者的心理壓力。「孤獨感」是自我決定的一種負面情緒，是心理狀態而非只真實形式，任何年齡都可能發生，同時「孤獨感」是罹患失智症的推手之一，一定要遠離「社交性孤獨」（social loneliness）。

· 「孤獨感」非獨居者的必然狀態，許多有同住者的參與者，因為社交關係阻礙、負面情緒（過往負面記憶）或其他因素，內在「孤獨感」強烈，除了造成自己健康的風險外，也是導致同住者間關係緊張。

· 如何遠離孤獨感？是需要一步一步努力，在園藝治療課程中，透過實務活動設計協助（引導），加上參與者自身的努力，漸漸擺脫孤獨感的藩籬，即是自然大地之愛無限的最佳見證，因為園藝治療不只是單純的「園藝活動」而已，是一個跨領域整合的科學及療癒技術。

園藝治療師「帶領」及「陪伴」技巧

活動前	
1	對於參與者的病名、病程、病徵等需要事前進行瞭解，並事前知悉個別需要特別留意事項，但不得在活動現場討論。
2	避免使用艱深的專有名詞。針對重要專有名詞說明時，應轉換成生活中的形容詞或淺顯易懂的語彙。
3	不穿戴複雜或名貴的飾品。
4	不噴灑香水或過濃郁氣味的美髮品。
5	注意服裝，不宜暴露或易走光的款式。
6	提供助教名牌或團體背心，方便參與者辨識。
7	其他。

活動中	
1	語調：急促的、命令式、聲音細小聽不清楚、音響設備有回音等狀況都是不佳的狀態。
2	請隨時保持笑容，緊張或嚴肅表情會牽動參與者的情緒。
3	要避免急促趕進度的活動進行頻率。
4	遇到重點處可以重複 2～3 次。

5	不詢問或探究私領域話題。
6	掌握合宜的肢體互動，忽然或過度熱情的舉動，有時會造成參與者的不適感。
7	避免以訓練專業人員的方式與標準來要求參與者（除非有安全顧慮或對植物生命有威脅的事），讓參與者也可以發揮想像。
8	避免負面的用詞，粗俗的語彙，以正向鼓勵為引導。
9	活動中不催促參與者進度、不做作品比較，避免引發參與比較心及不安感。
10	活動中以「我們一起來學習」的態度，優於「指導」的態度。
11	以「引導」替代「直接建議」。
12	從旁協助參與者「融入」並親身「體驗」，才能產生「共鳴」與「回饋」。
13	時時表現關心及同理心。
14	隨時著注意助教或志工的陪伴方式適宜性，不當行為或方式立即委婉處理。
15	若為植物栽種相關活動時，需清楚說明植物的成長週期，與生長條件需求（光線、溫度、水分、施肥……），並給予明確的量化概念。
16	針對有危險性的部分適時給予協助。
17	其他。

活動後	
1	園藝治療師對於園藝治療助理（志工）本場次的表現，會後會議中溝通與指導，以利精進。
2	其他。

園藝治療活動用語適宜性對照表

盡可能避開的詞彙	可以替代的詞彙
死掉	生命週期結束
差	低下、弱
不好	可能比較沒那麼理想、好像比較沒那麼適合
不可以這樣	我們試試其它的可能
我教你	我們一起來
你看起來不高興	會不會很累還是不舒服
還不錯	很好，我們繼續加油
你趕快做，來不及了	時間過得好快喔！今天課程時間快結束，需要我幫忙嗎？

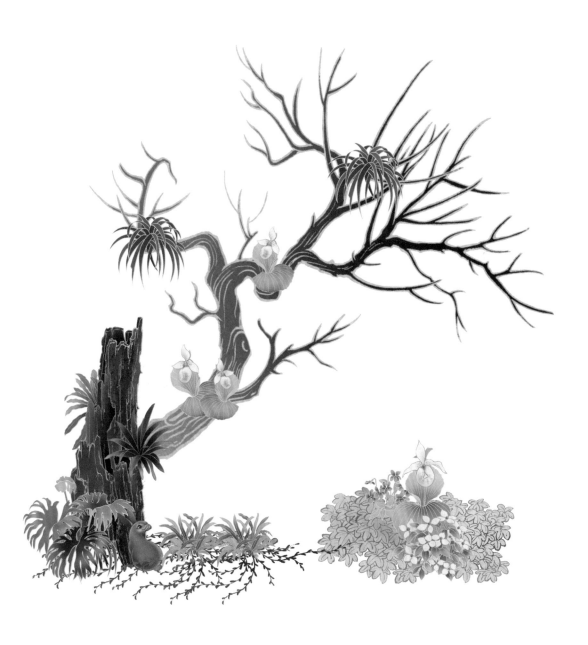

園藝治療在醫院或機構的實踐現場流程

01

當園藝治療活動確定後，須進行相關流程準備。並提前至病房向病患、家人或看護說明活動的內容，事前悉知活動及認同，將活動相關訊息紙本留下提供參考及提醒之用。並於活動前一天提醒病患、家人或看護。

02

活動前 10 ～ 15 分鐘（依各場地與病房所需路程調整）至病房接病患時，需穿著制服並主動出示工作證，作自我介紹，告知活動事由及地點。

03

若病患的家人、看護一同前來，鼓勵家屬、看護照護者陪同病患參與活動，可以增加患者的安全感，並有助彼此良性互動並建立共同協助關係與話題交流。

04

協助病患就定位，並穿戴工作圍裙及手套等。

05

協助病患備妥園藝工具及所需活動材料確認。

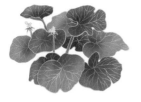

06

多多鼓勵病患，讓他們能快樂的自行完成活動。讓身心靈在活動中自然療癒，達到復健的效益。避免病患有挫折感或體力負擔，視個案狀況志工可給予必要的協助。

07

事前針對參與活動者個別病情需先瞭解，以便第一時間的應變。協助注意病患的精神及健康狀況，如發現異狀請儘速通知醫護專業人員。

08

心得分享時間，鼓勵並引導病患多多分享。若病患無發言意願也不須強求。

09

活動結束時，送病患回病房後，協助清理場地並將用具妥善歸位。

10

若為植物相關課程，活動後續，協助關懷病患所植花草之照顧方式是否正確，並即時給予協助，降低栽培失敗的可能。

醫院或機構服務的園藝治療相關工作者應自修相關知識

除了學習陪伴主題的園藝相關知識外，培養及加強對病名與病徵的認識、基礎護理知識、復健知識，理解參與者不可及能力，有利於活動中，正確且有效的陪伴或協助參與者，提供即時且有效的陪伴或協助。

🌿 園藝治療「帶領」及「陪伴」技巧—
在醫療院所或機構

活動前	
1	參與園藝治療活動的參與者的病名、病程、病徵等需要事前進行瞭解，並事前知悉個別需要特別留意的點。
2	推送輪椅時或活動進行中，請注意動作之輕巧及交談聲音之音量，和緩的說話速度會讓病患感到安定。
3	其他

活動現場	
1	對於陪伴者身分需與主辦單位確認，切忌詢問當事人或自己臆測。
2	對於陪伴者的稱謂也要注意適宜性。
3	其他。

活動中	
1	活動中，避免與其他工作人員或志工閒聊，才不會疏忽陪伴參與者的任務。
2	給予參與者正確的知識傳遞，因此活動進行中，不確定的作業程序，應立即求助園藝治療師，避免給予病患錯誤或模稜兩可的知識。
3	活動中，不與病患或家屬探究私人問題、病名、障礙等。

4	時時表現關心及同理心。
5	隨時注意參與者的神情及身體狀況，第一時間察覺異狀，避免危險發生。
6	其他。

活動後	
1	活動後，謹守病患私人問題、病名、障礙等保密責任，不與或家屬探究。
2	其他。

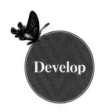

如何在園藝治療領域中，可長可久的發展

🍃 先「自助而後助人」的工作

園藝治療師本身，在自然中、或與動植物互動的過程中，感受大自然的療癒力，舉凡任何啟動五官七感的感知，對於身體面、心理面、社交關係健康促進及教育效益。先療癒了自己，再將這份來自大自然或動植物身上接收到的正能量，透過跨領域專業訓練後，經由內化後產出，轉化成可以傳遞的知識或方法，引領他人進入這個美好的自然療癒中，是一份不單靠知識傳遞，而是身體力行後的生命經驗能量。

這份工作有其難度，即是如何讓對於園藝或親近自然活動不一定感到興趣的參與者，啟動活動意欲，達到相關健康促進的目標，除了園藝治療師自身的特質外，活動設計、陪伴技巧等都是媒材工具。

🍃 園藝治療師～
　　是「工作」、「使命」也是「志業」

園藝治療師需具備「一知一熱一同九給力」～（九諧音：就）單有豐富的「知識」與滿滿的「熱忱」還不夠，「同理」、「觀察力」、「學習力」、「包容力」、「理解力」、「毅力」、「挫折忍耐力」、「苦力」、「體力」、「美學力」。

🌿 持續不斷的跨界學習，整合並提升本職專業

園藝治療市場服務對象多元，生命個別差異大，因此，經常性的自我覺察紓緩壓力，不斷的提升自己的專業並跨界學習，與他人合作的能力。輕忽療癒的細節，認為園藝不過就只是園藝、玩玩而已，這樣的園藝治療師會被產業淘汰。因此，跨領域的學習、跨界合作都很重要，閉門造居，是無法提供參與者多元的服務，會在市場機制下退場。

🌿 開放心胸跨界合作

因應參與者多元的服務目標，單一專業不足以滿足持續性的服務，因此，應以參與者的需求為中心，發展整合跨領域多元教案，而非墨守成規以自己有限的能力服務（啟動轉介服務）。

🌿 讓園藝療癒的精神身體力行，知識內化後產出，自然而然的分享。

身為園藝治療師應該善用這項工具，並落實「綠生活」，守護自己並感染家人及朋友落實「綠生活」的療癒日常，沒有綠自然日常的園藝治療工作者，很難持續使用這個工具。

園藝治療現場，不是園藝治療師的個人秀舞台

發揮自身與自然互動過的感動（感知）經驗，感染他人，讓自然的療癒力引領參與者進入自然、園藝的美好世界中，真實而樸實的分享。若課程只為教授滿滿的園藝專業知識與園藝專業技能，那這是堂園藝課，不是園藝治療。

對自然不懂謙卑，對植物生命沒有尊重，對栽種環境不友善，請不要說您帶領的是園藝治療活動

如果有被自然療癒過的經驗，即會感恩大自然所給予的綠色療癒力，越發守護自然的心念與動力。若因為抱持這份感恩之心，起心動念進入了園藝治療工作，就不會忍心再傷害環境，請放下園藝生產的堅持（化肥、農藥、發根劑等），用更開放的心，看見並理解動植物與自然界生息自有其定律。

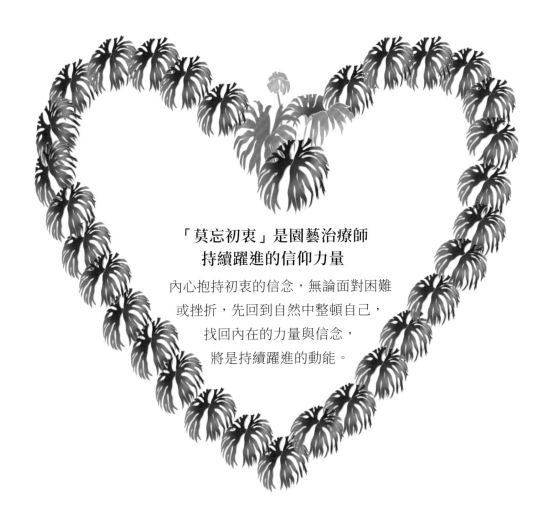

「莫忘初衷」是園藝治療師
持續躍進的信仰力量

內心抱持初衷的信念,無論面對困難
或挫折,先回到自然中整頓自己,
找回內在的力量與信念,
將是持續躍進的動能。

1-4

從「台灣流園藝治療」解析

多元的「環境療法」及共通性

台灣是實至名歸的寶島，我們有山林、海洋、平原、四季氣候差異小、生物多樣性，以及多元族群長期包容共處，環境影響了心理，培育出台灣人特有的憨厚寬容同理性格，得天獨厚的資源，讓我們在發展各種自然療法時得心應手出類拔萃，這天上天給的恩賜，我們更應好好珍惜台灣的一切資源，並發揚光大、共好進而共榮是我在推動「台灣流園藝治療」的初衷也是目標，因此跨界合作、整合服務、各司其職一直秉持推動的立場。

以農業相關學
理、環境心理
及跨領域學理
整合實證研究
為基礎

國際發展經驗為底蘊

整合台灣在地文化、風土
民情、當世代社會的發展
元素、教育及素養等重新
內化後產出

經過台灣在地實
際推動、實踐及
實證研究驗證

實踐全方位的
綠色健康及照
顧產業

邁向綠色健康社會處
方箋（全齡綠色健康
照顧）

「環境療法」彼此相容互助

各式環境療法皆是希望人們透過親近自然，開啟五官七感，感知大自然的奧妙與美好、共鳴生命智慧獲得內心鼓舞、獲得知識性的學習、生命間的互動與連結等，皆是藉由空間、一切生物，產生「生命照顧生命」、「生命呼應生命」、「生命影響生命」、「生命感動生命」、「生命引導生命」、「生命改變生命」、「生命教育生命」、「生命療癒生命」啟動各種生命交流的可能。

「環境療法」多元形式（類型），各輔助療法間沒有優勝劣敗的比較，而是因應參與者不同的療癒需求、滿足體驗參與而發展出來，其無論是出發點或是最終目的是異曲同工。

人們在各種「環境療法」中，用自己最自在、自然、無壓力的方式融入其中，進而獲得身體面、心理面、社交關係、文化傳承及教育面的正向促進，即呼應並具體實踐世界衛生組織所提出的「全人健康社會」目標。

「環境療法」中，每一類輔助療法都是與自然做連結，從尊重生命、感恩生命、照顧生命的善意出發，越是透過「環境療法」認識「自然療癒」並自我覺察的人，更思守護自然、尊重生命的必要性，因此造林、環境保育、增加環境綠覆率、人與人間的同理、生物間的尊重等，經由內化後影響外顯行為。

與國際接軌的各類「環境療法」持續發展中……

園藝治療	森林醫學	森林療癒
休閒治療	園藝療育	園藝福祉
冒險治療	農業療育	荒野治療
攀樹治療	動物輔助 治療 （寵物治療）	水生生物 輔助療癒 （水族療癒）

為何需要這麼多類型的「環境療法」？

- 因應可執行的人、事、時、地、物之差異性。
- 因為「療癒」具專屬性，所以依照個人療癒感知與形式作為選擇依據。
- 因應個人各面向之可及與不可及性的選擇。
- 因應參與成本不同（可否自行執行、交通、材料取得、設備、時間、費用預算、友伴……等）。
- 因應每個人療癒（或治療）需求及目的之多樣性。

 ## 各式「環境療法」所需環境與條件各有差異

　　環境療法發展出各種療法都各自定義，因應各國發展及創立單位，會給予各自定義的範疇與細則，以下以主要差異性大簡述方式，一次速懂多元療法。（詳細資料詳見各學協會或單位）

- **園藝治療**—可戶外也可室內之全齡活動，依照季節時序規劃時令活動，可執行服務的活動形式多元，著重量身打造的規劃原則，因此事前評估參與者「個別化需求」、相關「可及不可及因素」之限制（有無障礙、為排除活動參與阻礙必要時整合輔具）等，作為重要評估指標，跨界整合式的專業服務。
- **園藝福祉**—形式多元，依照健康園藝活動之「目的」或「需求」安排，以提高全民園藝活動參與為導向。
- **園藝療育**—形式多元，複製園藝療癒活動模組之推廣教育。
- **森林醫學之森林セラピー（森林療癒）**—在健康森林基地裡，透過五感接收森林療癒因子，獲得身心健康。
- **森林系發展的森林療癒**—原本是針對在森林環境進行專屬場域的療癒活動，近年來台灣也開始會在綠覆植物園、公園綠地等場域進行。

- **林園療癒**—城市中仿森林的植物園中進行各式園藝體驗活動。
- **休閒治療**—在自由的時間，進行想做的事，不限室內或戶外，也不一定必須為自然活動元素。
- **農業療育**—在農場、農業生產區、民宿、休閒農業區等農業場域，增加農業場域亮點及多元發展。
- **攀樹治療**—不限都市、鄉村或森林場域，重點是必須有健康大樹。
- **冒險治療**—可自然場域也可能是人造場域，所需空間元素須具體驗多樣性。
- **荒野治療**—需要野外或戶外空間。
- **動物輔助治療（寵物治療）**—動物輔助治療是加入動物參與的一種療癒方式，提供服務的治療犬貓是經過特定條件篩選和訓練後的動物。
- **水生生物療癒（水族療癒）**—以水生生物為療癒媒材，包含水生生物的生活環境景觀設計、燈光設計等皆為療癒的元素。

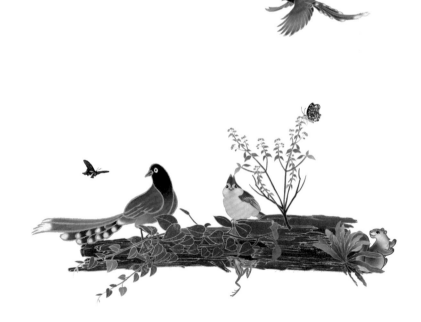

環境療法特性總表

療法 ＼ 特性	城市	農漁山村	室內	室外	專屬場域
園藝治療 園藝療法 園藝輔療	✓	✓	✓	✓	
園藝療育	✓	✓	✓	✓	
園藝福祉		✓	✓	✓	
森林醫學 森林セラピー				✓	✓
森林療癒				✓	✓
林園療癒	✓			✓	✓
休閒治療	✓	✓	✓	✓	✓
農業療育		✓	✓	✓	✓
攀樹療癒	✓	✓		✓	✓
冒險治療	✓	✓	✓	✓	✓
荒野治療				✓	✓
動物輔助治療 寵物治療	✓	✓	✓	✓	
水生生物療癒	✓	✓	✓	✓	✓

經專業認證者執行具有治療效益之活動	日後療癒可以在居家執行	經認證之健康森林	需取得專業認證人才能帶領	體能感統度
✓	✓	✓	✓	C
	✓		✓	D
	✓		✓	D
✓		✓	✓	D
✓			✓	D
	✓		✓	B
✓	✓	✓	✓	D
	✓		✓	D
			✓	A
			✓	A
			✓	A
✓	✓		✓	D
	✓			D

備註：表中「體能感統度」依照強度：A強、B中、C依照參與者治療目標及個人差異設計強度不同活動、D活動形式強弱不同，個人會依照自己體能報名參加（專案除外）

透過「台灣流園藝治療」跨界整合的清晰脈絡，
看見更寬廣的「自然療癒學」

您將發現，

舉凡所有的「環境療法」皆是信仰自然、借助自然的一切元素，

為人再次找回身、心、靈及社交關係的健康狀態，並獲得教育的滋養，

每一場的療癒參與，不僅療癒且傳承文化、乘載知識的教育使命，

以及生命間情感的流動，

藉由各式「環境療法」讓我們更認識自然、更懂得如何尊重自然、更感恩自然，

進而發自內心悉心守護自然的共好願念。

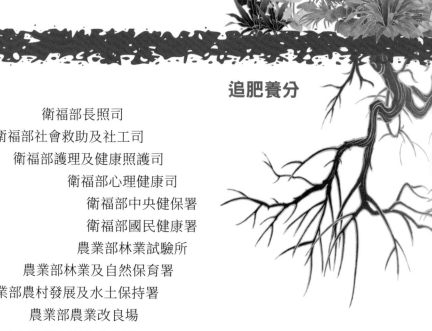

追肥養分

衛福部長照司

衛福部社會救助及社工司

衛福部護理及健康照護司

衛福部心理健康司

衛福部中央健保署

衛福部國民健康署

農業部林業試驗所

農業部林業及自然保育署

農業部農村發展及水土保持署

農業部農業改良場

教育部學生事務及特殊教育司

教育部國民及學前教育署

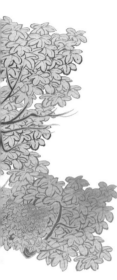

所以

誰是被療癒者？

無論參與者、陪伴者、從旁觀察者、帶領者以及大自然的一切，

我們皆因自然療癒而療癒、相識並彼此陪伴。

現代地球人的必修學分—「自然療癒學」

即是落實日常「與自然生態系共好」的一切心念及行動。

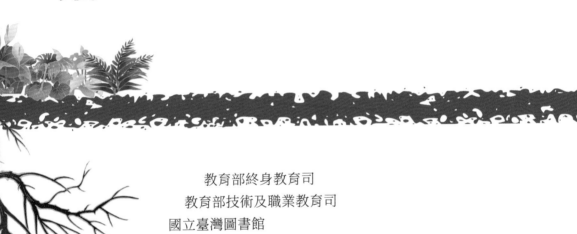

教育部終身教育司

教育部技術及職業教育司

國立臺灣圖書館

財政部公益彩卷盈餘分配

原委會、客委會、各縣市教育局

各縣市衛生局

各縣市社會局、各縣市建設局

台北市產業發展局、

台北市工務局、台北市都市發展局

高雄市都市發展局、

各縣市圖書館、企業福委會

建設公司基金會、學校教師成長團體、學校家長會

從「台灣流園藝治療」出發，
邁向跨域整合的「台灣流自然療癒學」

「台灣流自然療癒學」實踐聯合國SDGs永續發展目標

　　2024 年是綠療癒產業的新紀元，「台灣流園藝治療」不再只限園藝治療，而是跨域環境療法整合升級為「台灣流自然療癒學」即是整合各類「環境療法」，帶領人們重新自我覺察、覺察自己以外的生命，引動「守護自然與生態」、「跨族群融合」、「健康與福祉」、「優質教育」、「性別平等」、「可負擔的潔淨能源」、「合適的工作及經濟成長」、「永續城市」、「責任消費及生產」、「氣候行動」、「保育陸域生態」、「多元夥伴關係」等，正符合聯合國 SDGs 永續發展目標中的第 3、4、5、7、8、11、12、13、15、17 等 10 項。

一、實踐 SDGs 第三項「健康與福祉」

「台灣流自然療癒學」以自然界生態系一切資源為媒介工具，以「共榮共好」為依歸，鼓勵人親近自然並守護自然，力行守護大自然、森林管理、生態平衡、環境綠覆率提升、普及綠生活型態、推動綠色照顧等療癒行動，這些行動都有助人們身心靈健康及社交關係促進、紓緩生活、職場、人際、學習等壓力，維護國民健康與福祉，作為預防醫學的處方，讓「健康的人持續健康、亞健康的人回到健康狀態、病患或其他不便者優化生活質量」，可以降低社會保險負擔並維持國家競爭力。

二、實踐 SDGs 第四項「優質教育」

「台灣流自然療癒學」翻轉並提供多元教育學習模式及場域，教科書傳授知識為基礎，透過實驗（體驗）、戶外觀察得以實踐所學，在自然環境場域中學習，有助孩童多元智發展及強項智能探索（Dr. Howard Gardner，1983），引發孩童、青少年對知識學習的好奇與動機，並藉由多元的自然媒材得以自我探索、情緒找到出口、五感啟動、生命教育、食農教育、飲食教育、環境教育、休閒教育，啟動自我覺察，厚植軟實力，成為未來競爭力。隨著終生學習的觀念開展，除正規教育中可落實自然療癒學，成人繼續教育、高齡教育也是優質教育的延展。

三、實踐 SDGs 第五項「性別平等」

「台灣流自然療癒學」工作者無性別差異皆可擔任，且其引領人親近自然的綠療癒參與，亦無性別、種族限制，皆可體驗並感受綠色療癒力，以個人可及不可及能力評估適合參與的自然療癒類型，在身心無負擔狀態下，自然且愉悅啟動「五官七感」的療癒覺察。

四、實踐 SDGs 第七項「可負擔的潔淨能源」

「台灣流自然療癒學」落實守護山林漁村的自然資源、城市提升綠地空間（鄰里公園、校園、植物園）、家戶增加植物栽種，皆可有助提升環境綠覆率，可美化環境賞心悅目、舒緩壓力，還可產生「空氣清淨」、「去除環境有毒物質」、「滯塵」等功效（NASA，1989），是多面向相輔相成的可負擔的潔淨能源。

五、實踐 SDGs 第八項「合適的工作及經濟成長」

「台灣流自然療癒學」以自然界一切元素，為媒材工具療癒人的健康，是一項新興跨域產業，這類療癒工作者有被自然療癒過的經驗後轉而投入，在自己興趣（專長）領域結合發展出合適的工作，樂在其中。因為其跨域發展出知識面、人力面、商品面、心靈面、服務面、生產面、銷售面等，創造出多面向的產業發展與提升，並為可專職或兼職的工作型態，提供不同生涯歷程的工作及職業增能機會，產生商業模組有助台灣整體經濟發展。

六、實踐 SDGs 第十一項、「永續城鄉」

「台灣流自然療癒學」的產業推動場域在農漁山村及城市，發展出各療法適合的療癒模組，因地制宜、因人而異量身打造出，可觸及城市或鄉村、室內或戶外等各類不同療癒模組，增加自然循環經濟支持著城鄉永續發展。

七、實踐 SDGs 第十二項「責任消費及生產」

「自然療癒學」的產業發展對人的健康促進成效有目共睹，促成許多媒材工具的需求，但因其本持守護大地生態及資源、友善環境培養與管

理的生產方式，促進相關消費機會有助農業及其他生產，達到生產與消費的供需平衡，普及啟動人民「自療力」，居家日常實踐「綠生活」，「綠色消費」擴大就業市場機會，降低成本成為人人可及的消費。

八、實踐 SDGs 第十三項「氣候行動」

「台灣流自然療癒學」的實踐，透過親身體驗自然療癒的力量，人們更思守護大自然生態之重要性，經共鳴內化後，省思環境議題與我們自身關係之重要性，身體力行成為氣候行動守護者，人人都可以從日常一點一滴的啟動氣候行動。

九、實踐 SDGs 第十五項「保育陸域生態」

「台灣流自然療癒學」的體驗具有多面向的療癒模組，從動植物、生態、氣象變化等啟動五官七感出發，看見並開始關心環境議題、周邊人事物及生態，與生態共好的珍貴價值，跨族群、年齡、性別皆可一起成為守護陸域生態小尖兵。

十、實踐 SDGs 第十七項「多元夥伴關係」

「台灣流自然療癒學」是跨界整合的一門科學，透過知識、經驗、專業、場域提供等團隊夥伴分工分責執行，包含活動參與者之間也是建立新的夥伴關係，從提供服務端到接受服務端，整個歷程建構不同階段的多元夥伴關係。

「台灣流自然療癒學」建立在台灣文化、風土民情與植物多樣性的基礎上，其可因地制宜、因人而異量身打造專屬的療癒模組，無論是單方進行或複方配搭皆宜，引領人們遇見「自然療癒力」，再見生命的美好與活力。

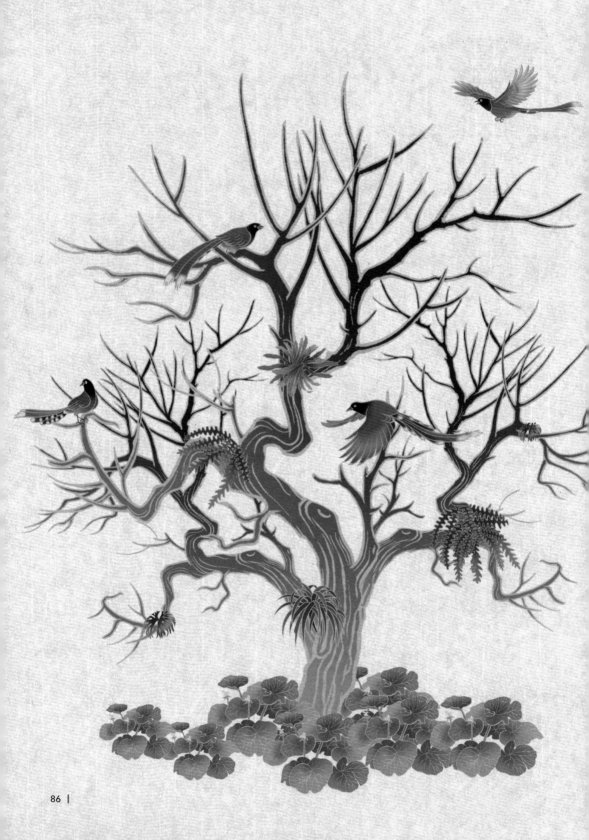

Part 2

從「台灣流園藝治療」實踐，
整合出「自然療癒學」
十五大療癒形式

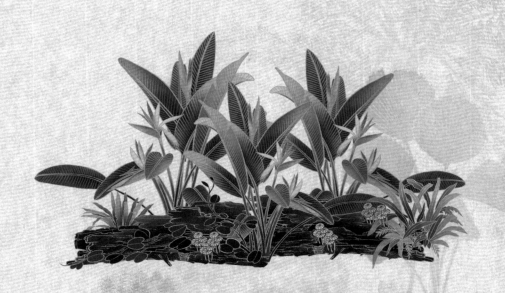

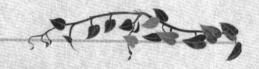

　　所有「環境療法」皆採自然元素及生物為底蘊，透過自身的五官七感（可接收的感知，不限制必須五種感官具備者，亦非必須同時五種感官皆同時啟動），眼、耳、鼻、舌、身、意、境療癒七感，接收單一感知或複方感知接收。

　　療癒能量源自人事時地物「療癒形式」可分為：主軸式療癒形式「綠栽培」、「綠飲食」、「綠藝術」、「綠用品」、「綠場域」、「綠體驗」、「綠遊戲」、「綠陪伴」、「綠導覽」、「綠旅行」、「綠智慧」以及綜合性療癒形式「綠社交」、「綠志工」、「綠生活」、「綠療癒」等合計十五大類。

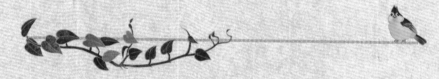

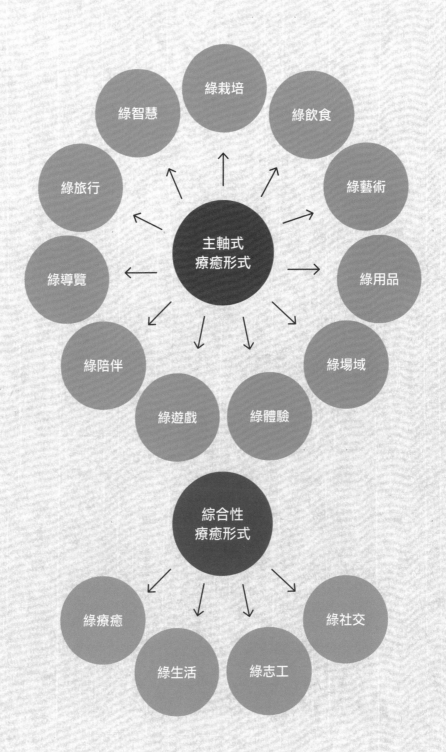

主軸式療癒形式

綠栽培
綠智慧
綠飲食
綠旅行
綠藝術
綠導覽
綠用品
綠陪伴
綠場域
綠遊戲
綠體驗

綜合性療癒形式

綠療癒
綠社交
綠生活
綠志工

主軸式療癒形式

綠栽培

· 照顧植物的當下，接收生命的成長與喜悅。

自給自足的生活型態，滿足親近自然的期待。

進行或參與花卉、蔬菜、果樹、香藥草、觀葉植物、多肉植物、空氣草類（俗稱：空氣鳳梨）、林業造林、水生植物（沼生植物、濕生植物）等植物栽種、移植、繁殖、管理、組合設計（不含花藝設計）等活動，例如播種、扦插繁殖、種子盆栽、日式苔球、植物上版、盆栽組合等。

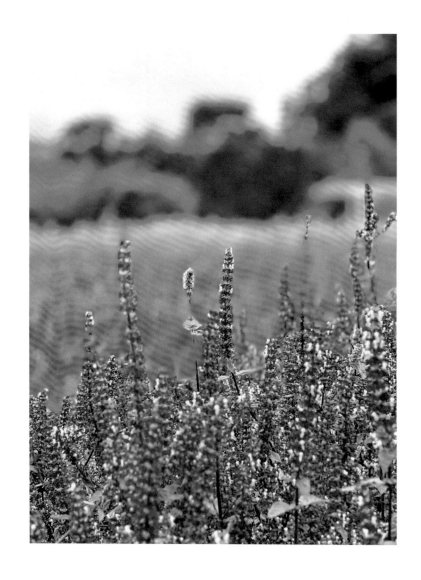

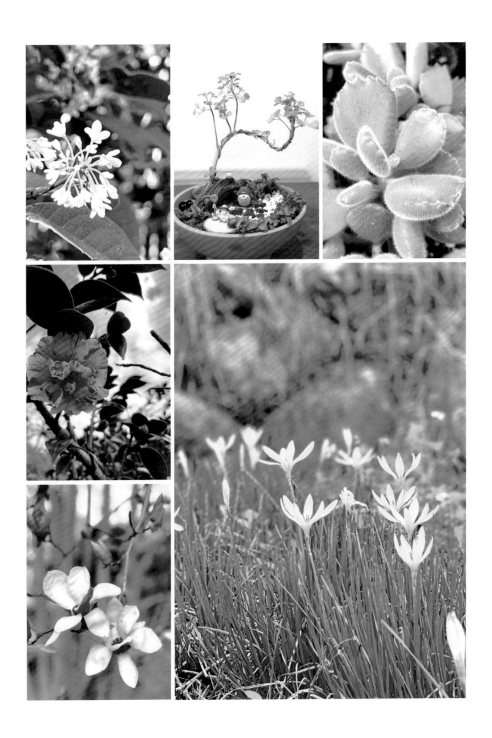

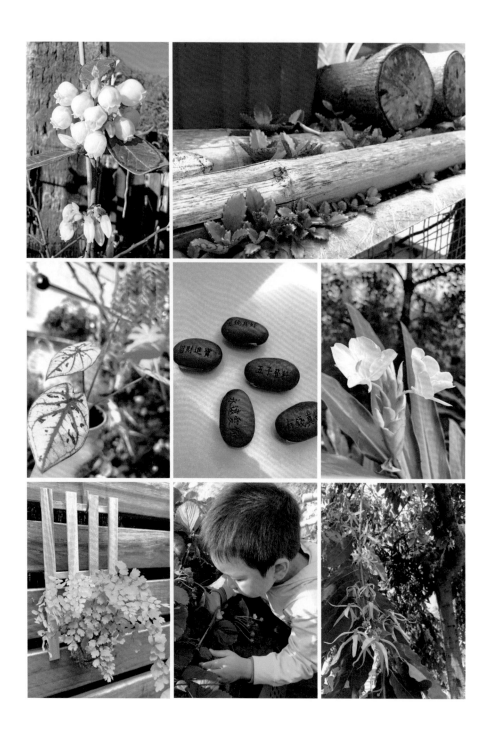

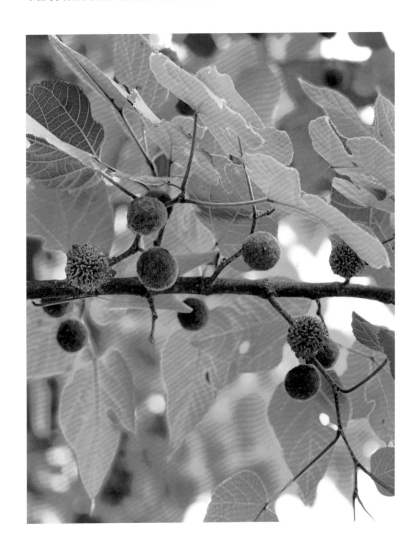

主軸式療癒形式 綠飲食

·吃得好不如吃得巧，導入食農教育，守護一家人的健康。

·推動原食物飲食、新鮮入菜入料及最短的食物里程。

從食農出發，以使用當令食材、原食物料理的烹煮、最短的食物里程，推動在地飲食、廚房庭園、可食地景以及健康營養的飲食教育之味覺療癒活動。例如香草應用、生活藥草、食補、日常料理、烘焙、古早風味料理、季節性食材運用（蜜餞、果醬、乾果、醬菜、曬蘿蔔乾……）等園產品加工製作，以及食品安全與健康營養課程等。

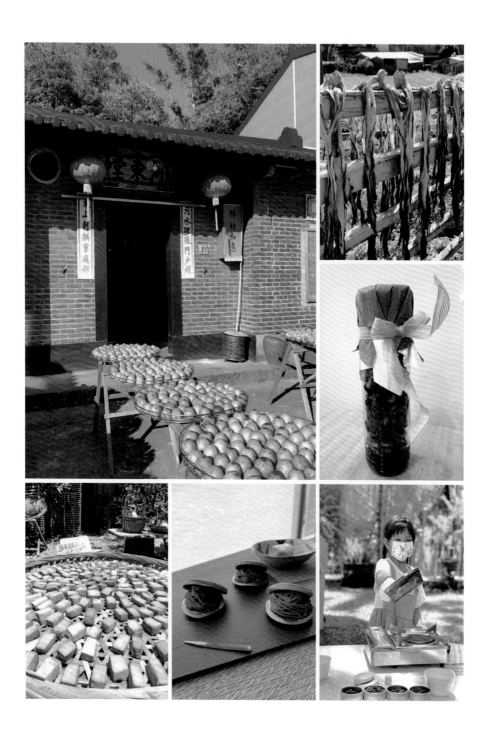

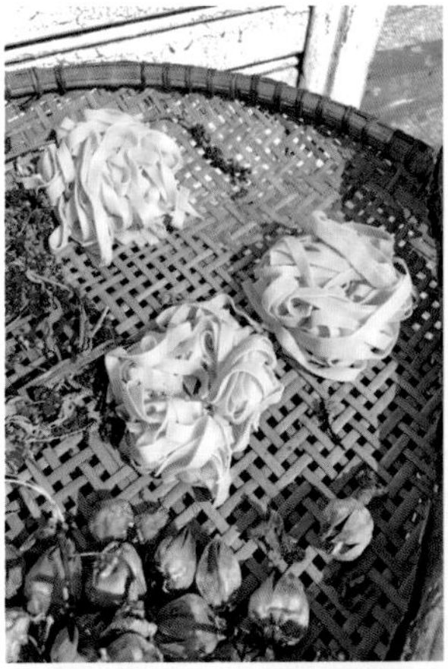

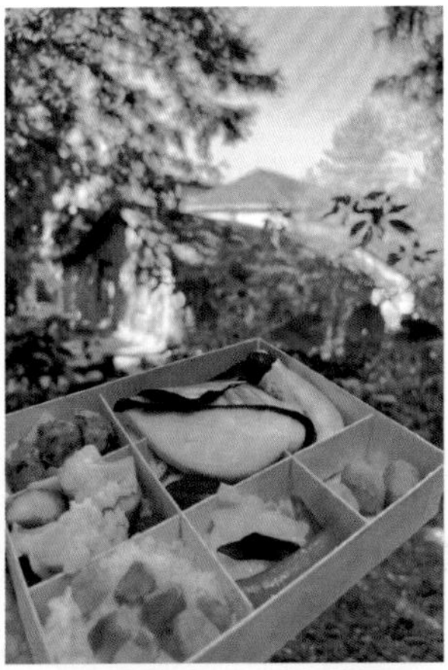

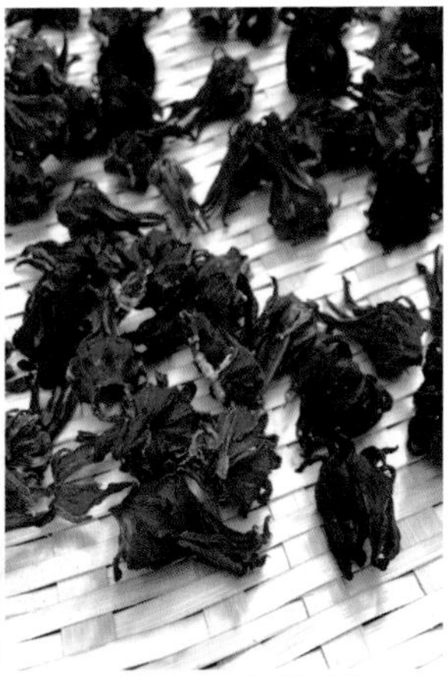

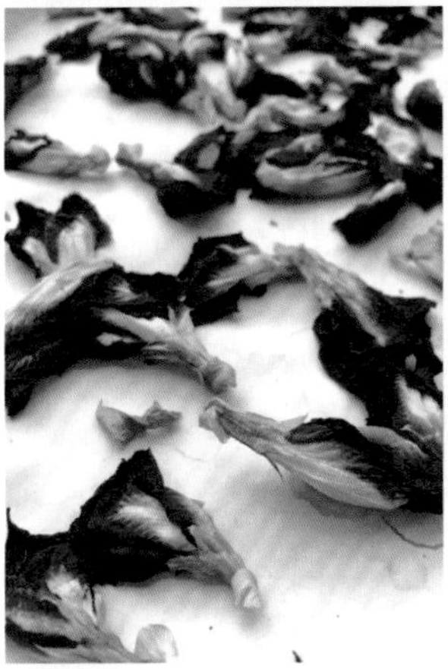

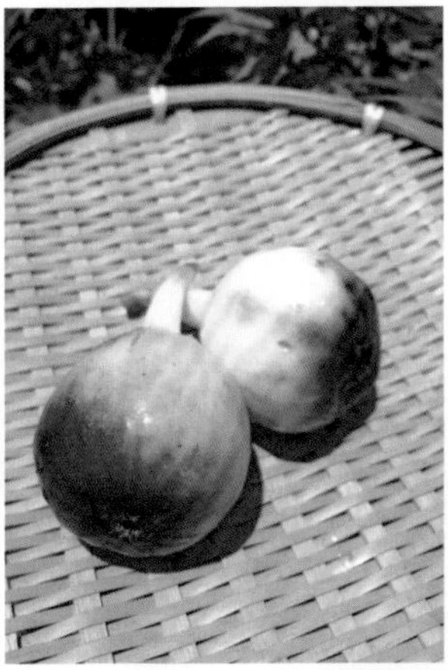

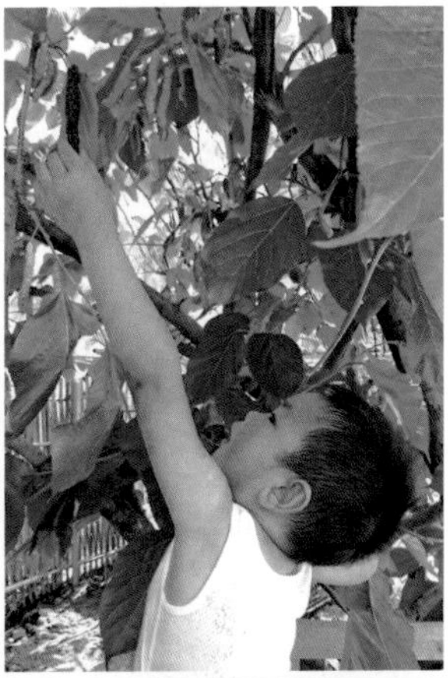

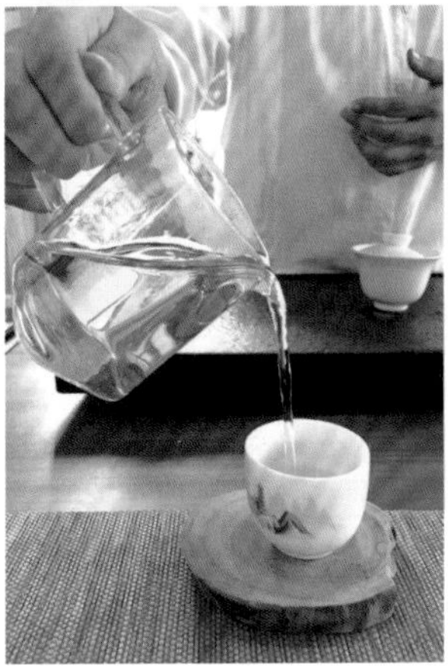

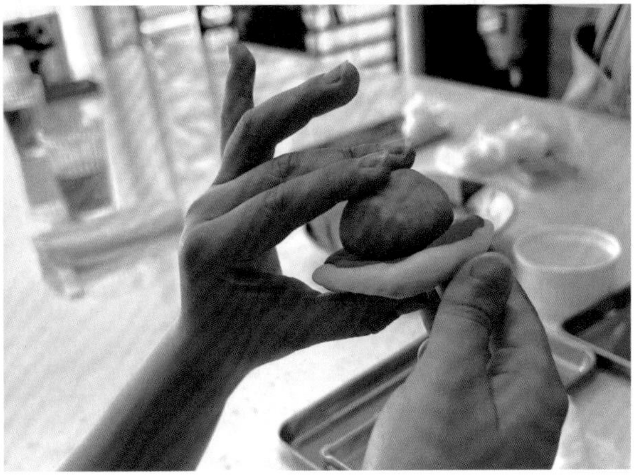

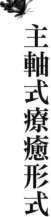

主軸式療癒形式

綠藝術

· 覺察自然之美，增添美學感受力，人人皆是美學王。
· 創作的歷程有益腦部活化及情緒表達（出口）。

舉凡使用自然素材或源自自然的美學元素，所進行的創作活動及作品，展現自然、之美的療癒活動及作品，提升生活美感知，例如滾拓、葉拓、德國貼畫、種子畫、花藝設計、聖誕圈、押花、染布，以及搭配自然空間的藝術或音樂表演（展演）等。

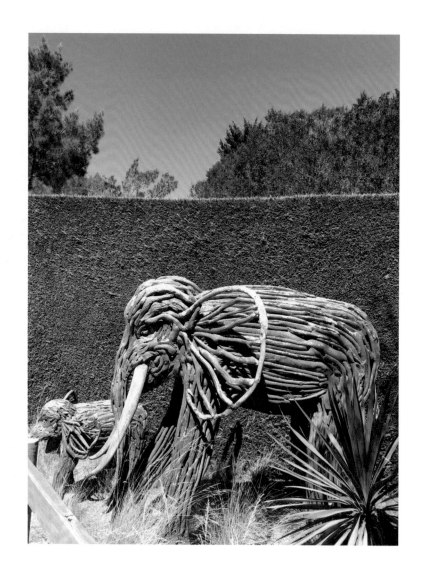

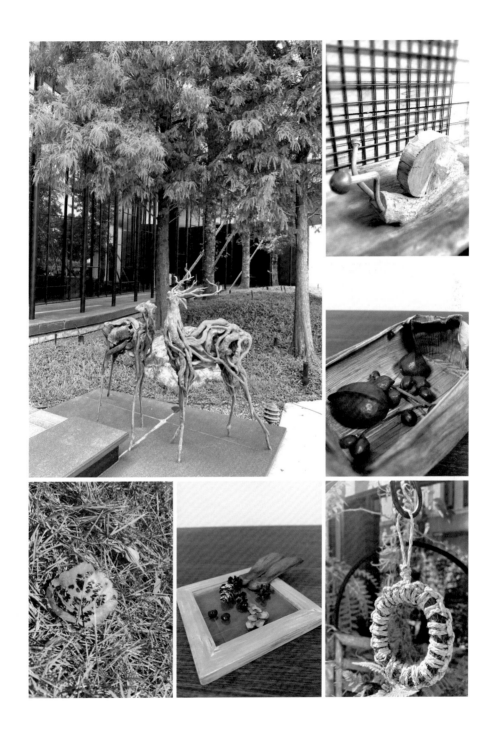

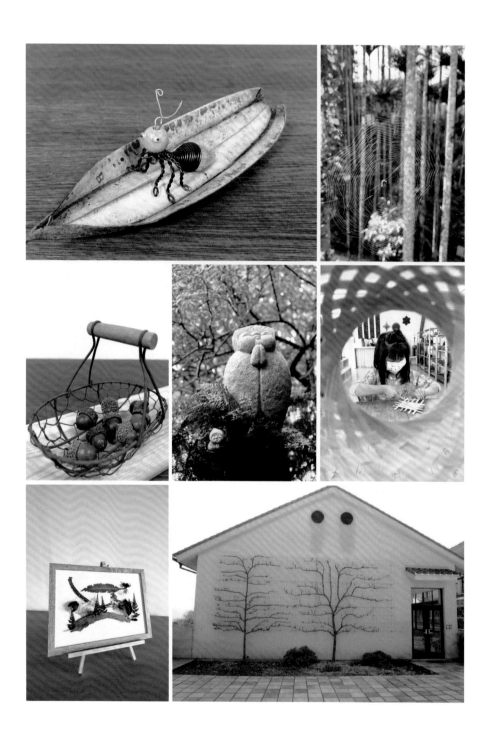

主軸式療癒形式

綠用品

- 習慣天然的味，自動遠離人工添加物，全方位的健康守護。
- 選對用對，優質的健康日常。

將自然界的天然素材直接利用，或加工萃取作為基調元素，製作成可使用的物品，達到五官感知的療癒與健康之活動主題、作品、成品。包含親自製造體驗或製成販售之商品皆在定義範圍，例如台大實驗林的竹醋液及精油、天然精油膏。自製香藥草枕頭、精油、藥草棒、香藥草沐浴鹽、天然芳香花環、阿勃勒拍痧棒、沙鈴樂器、種子樂器、擴香器等。

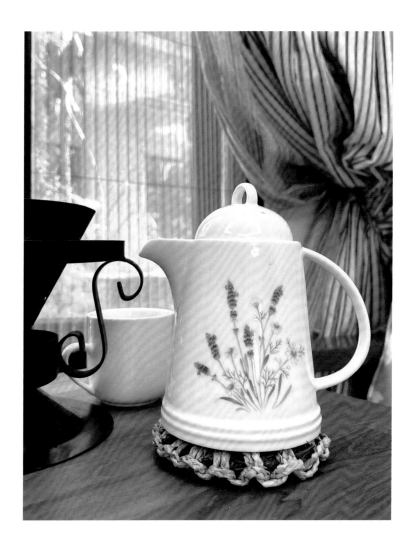

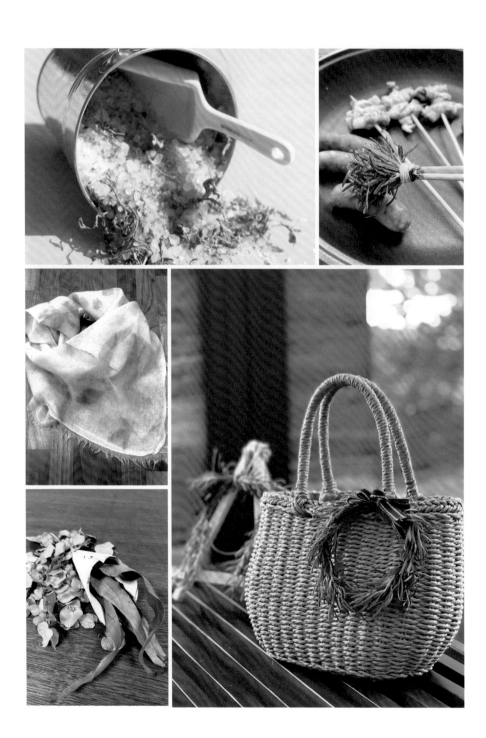

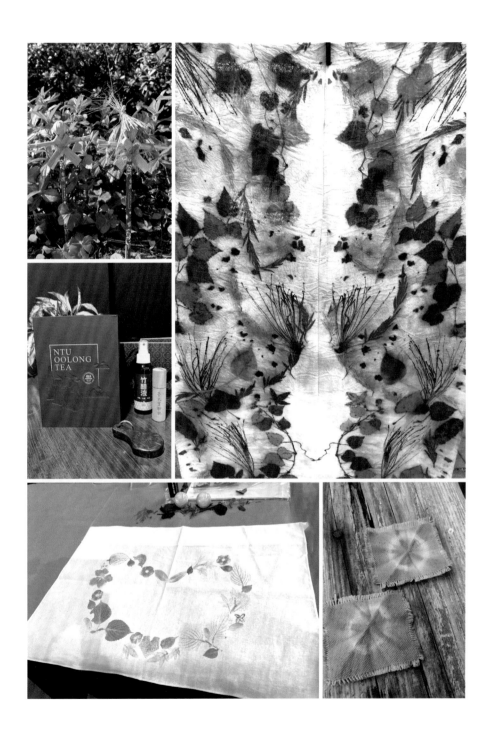

指人處於天然景觀或人造景觀的綠覆空間，讓人可以感受綠意或自然帶來的放鬆療癒，享受美好空間感知或在其中進行活動。大至自然空間、休閒農業場域，小至生活環境的人造景觀打造出的「綠場域」，例如公園綠地、居家花園、陽台花園、可食地景、室內空間綠美化、自給自足菜園苗圃等。

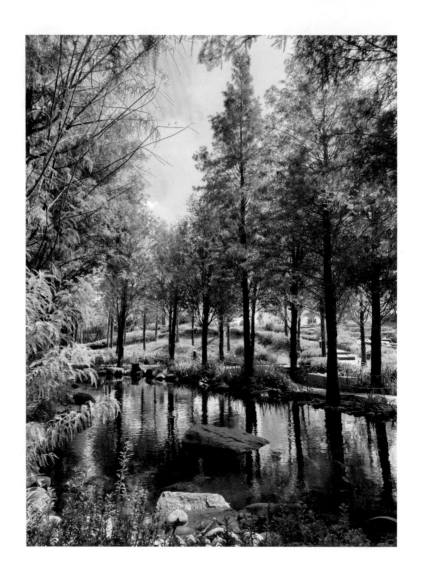

主軸式療癒形式

綠場域

·安全的場域規劃，讓人願意且安心的參與活動，降低活動阻礙。

·舒適療癒的場域，引領人自然融入、探索其中，啟動自療力。

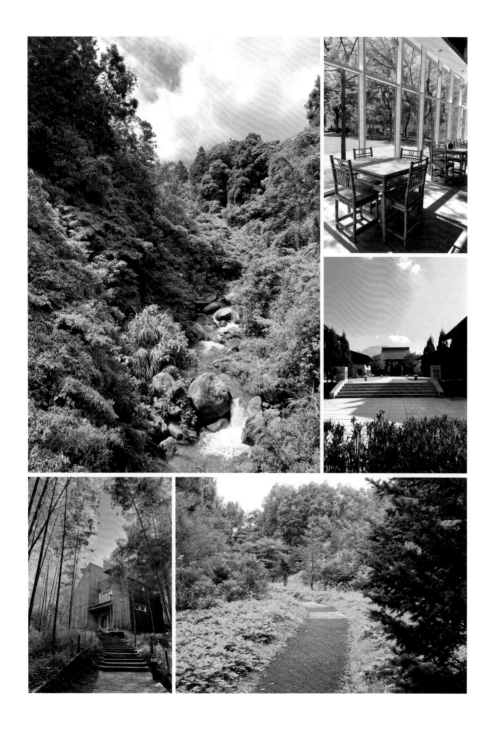

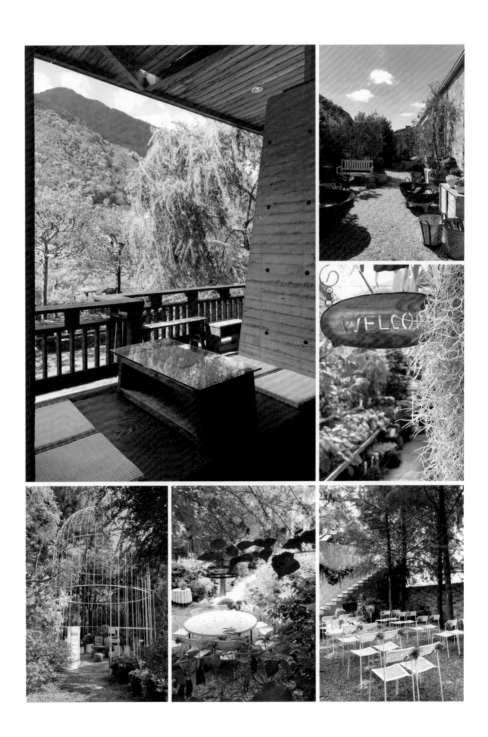

主軸式療癒形式

綠體驗

・心流體驗是既佳又優質的感受。

體驗是不一定需要語言的心靈流動。

　　不限參與室內教室型態、戶外空間、主題式農場休閒區，場域結合在地、節氣、節令、節日等，參與和日常生活經驗不同的活動，透過參與方式獲得體驗、體驗式學習的教學模式等，單次或短期綠自然相關體驗式活動，例如農場 DIY、森林體驗活動、主題特色社區活動（柿餅製作、紅龜粿製作、麻糬、新丁粄、挖地瓜、挖馬鈴薯、控窯、稻米收割、騎馬、餵養動物等多元體驗主題），不限場地與形式，各種自然的體驗。

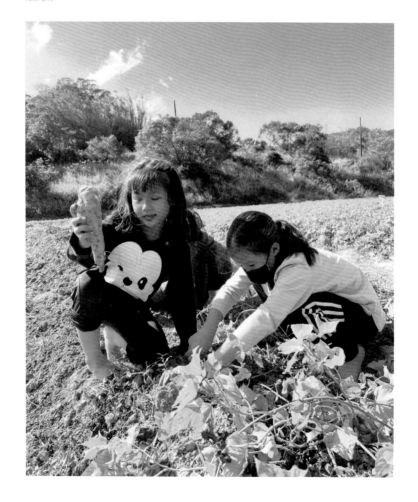

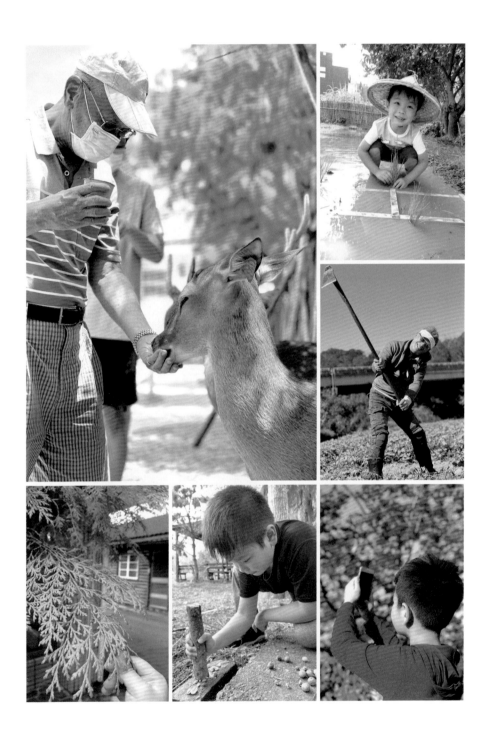

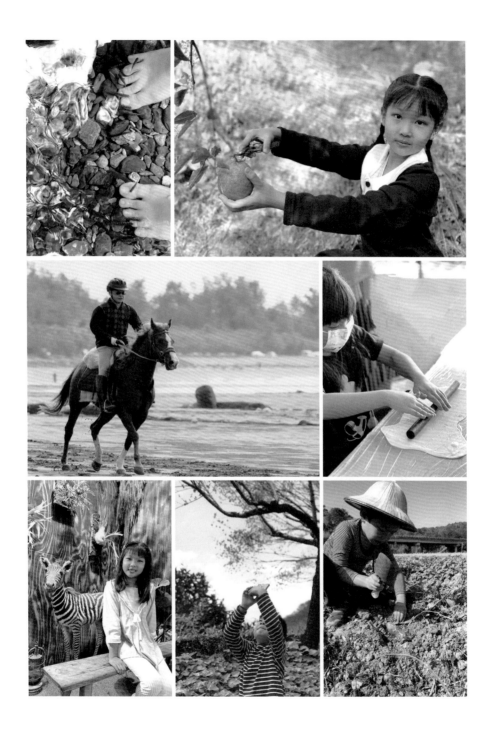

主軸式療癒形式 綠遊戲

取材於自然界所製作「玩趣」之物（事），或在自然、人造綠覆空間中，進行各種休閒或遊戲活動，例如：童年自製玩具、鄉村草地遊戲、鳳凰樹下花蝴蝶、木製戰鬥陀螺、植物心情臉譜、枯山水桌遊。

・發現純天然的遊具，激盪出創意和想像力。

・在自然中，不用花錢的遊憩享受。

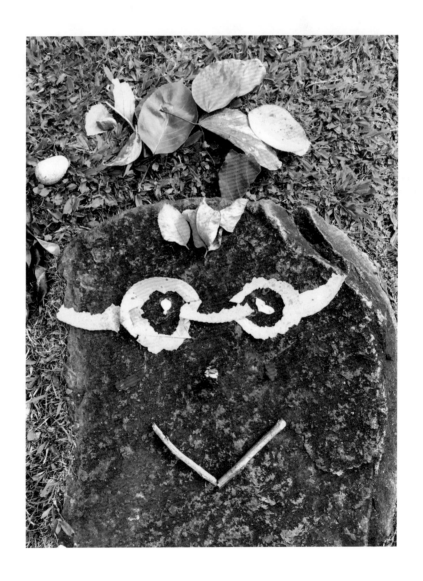

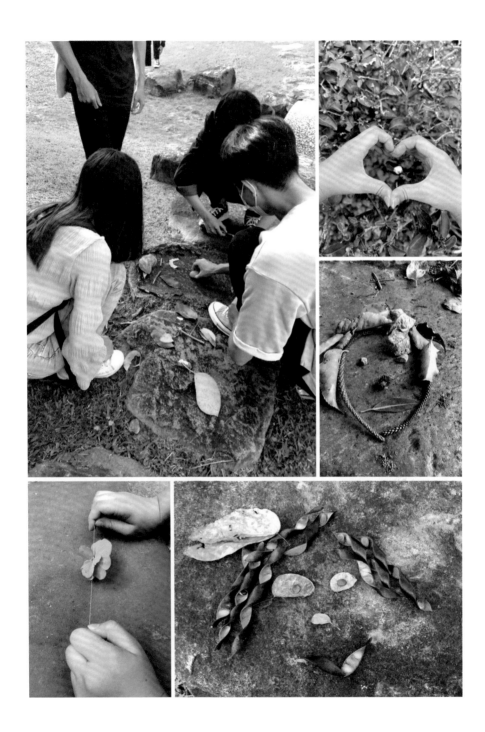

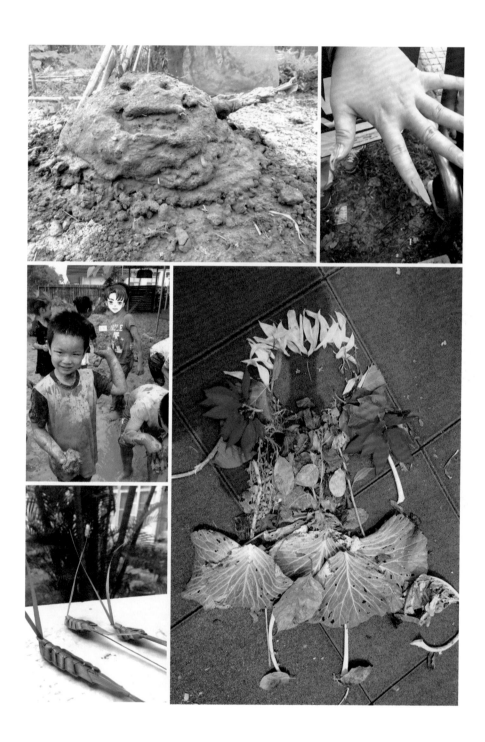

主軸式療癒形式 綠陪伴

・從「心」（新）出發，彼此陪伴。

・陪伴是不拘形式溫暖內在的感受。

　　自然界空間環境、生態、生物、天然素材、活動等作為媒介，成為陪伴自己、陪伴他人、被他人陪伴、與他人建立關係的中介質。感知生命間傳遞的正向情緒因而安定、感受被愛、被接納等有形無形心理狀態。「綠陪伴」是一種不一定需要透過語言的彼此陪伴與存在，有聲、無聲、依偎、並肩而坐（而行）、協同合作、知識交流、生命陪伴生命等，陪伴形式不拘，也沒有主副之分，「生命照顧生命」、「生命呼應生命」、「生命感受生命」、「生命守護生命」、「生命友愛生命」、「生命鼓舞生命」、「生命療癒生命」、「生命影響生命」各種感知生命流動的狀態。

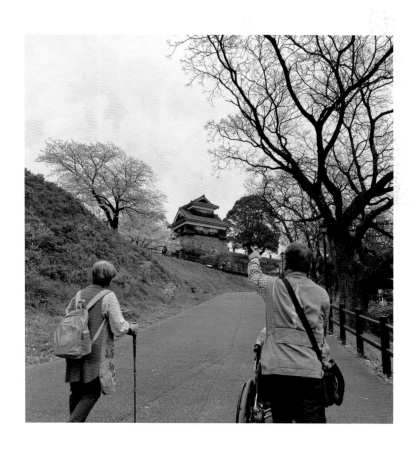

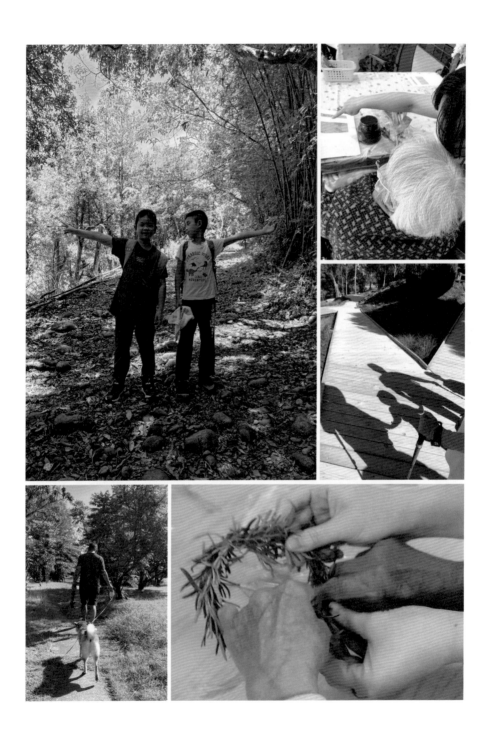

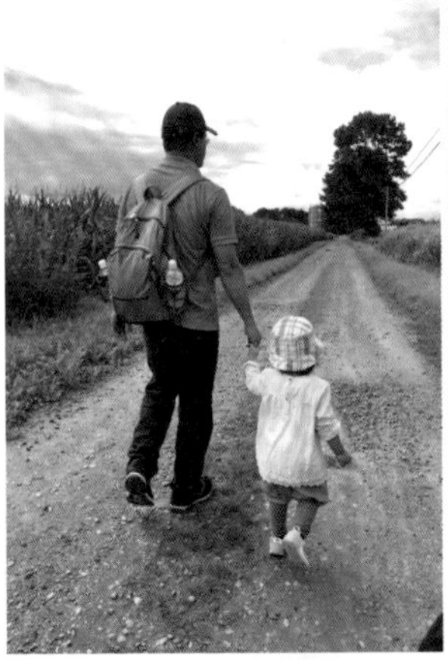

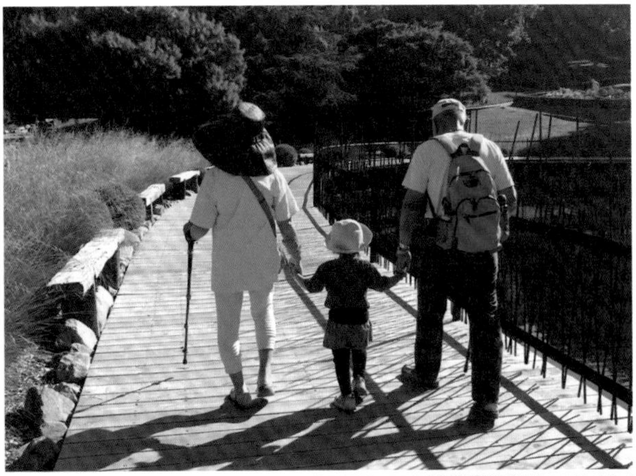

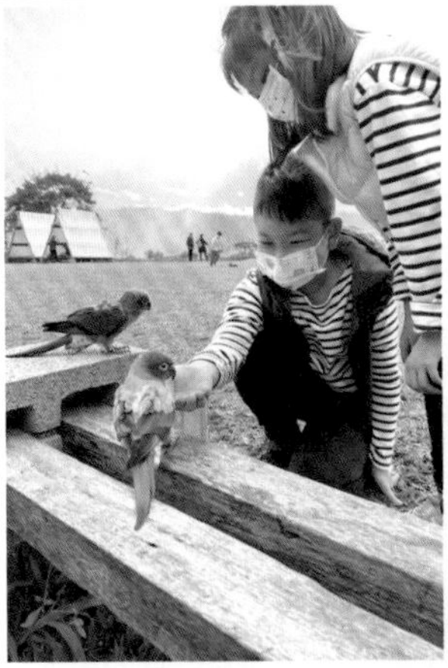

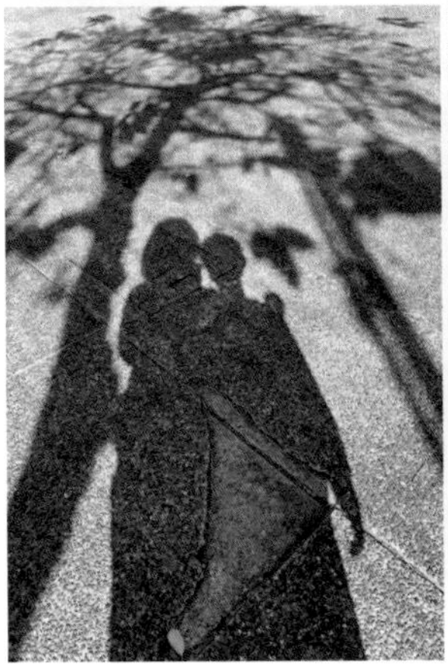

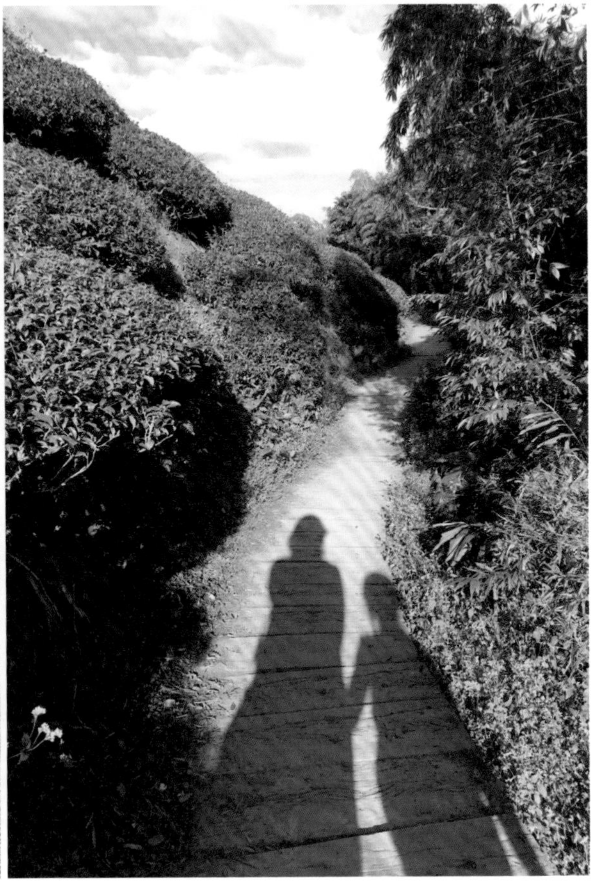

在自然、人造景觀、人文地景中，參與導覽（走讀）的學習與活動體驗的療癒形式。獲得知識面、生活常識、文化涵養等各面向的知能，經由參與獲得知識面、心理面、身體機能（步行移動）、社交面的活化與促進。例如：文化地景導讀、各式季節主題的生態導覽、遊園賞析、社區巡禮等。

綠導覽

· 走讀是一種新形式的體驗式學習。

透過行動與具體物件，啟動直觀感受。

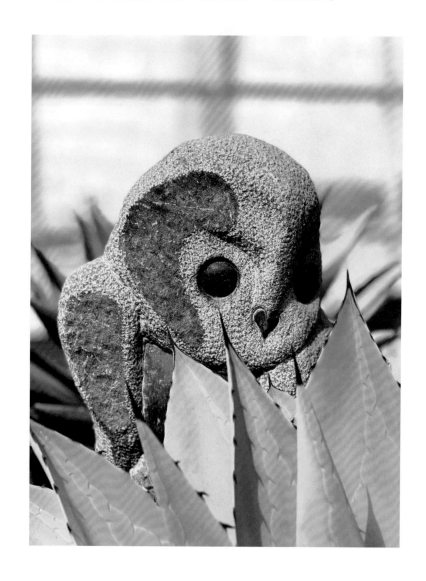

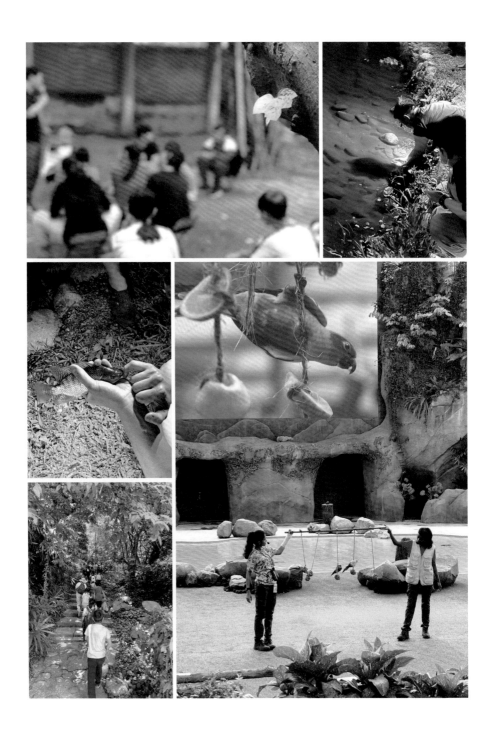

主軸式療癒形式 綠旅行

being away 遠離日常生活的新體驗。
旅程的計畫，提供短期鍛鍊身體的目標。

進行移地的旅行，在旅行中無論城市或鄉村，皆有自然與人造綠意空間，達到五官感知療癒。遠離日常生活（being away）即是療癒啟動的儀式，舉凡一般城市旅行、農場、農業主題休閒區、森林療癒、自然主題休閒區等，旅程中遇見的人事時地物以及同行遊伴，即是綠旅行的療癒素材。例如：國內外旅行等移地體驗食、衣、住、行、育、樂之療癒形式。

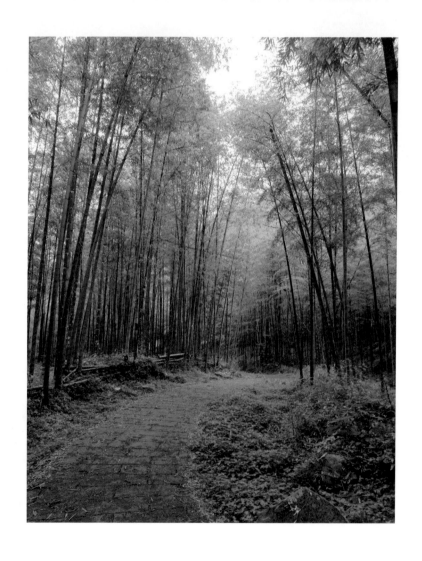

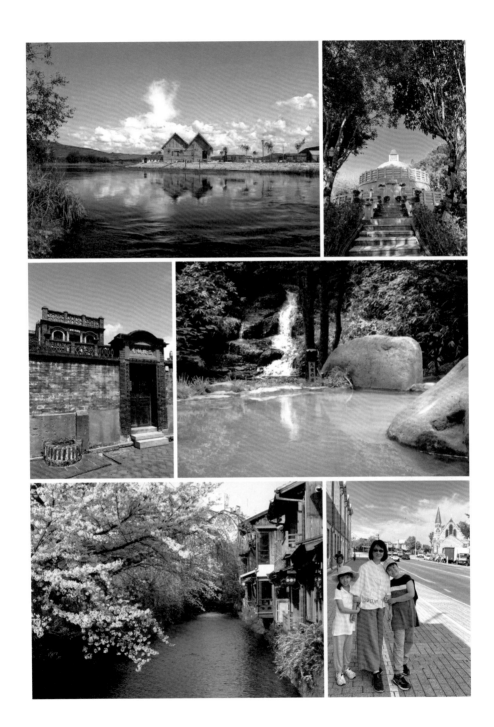

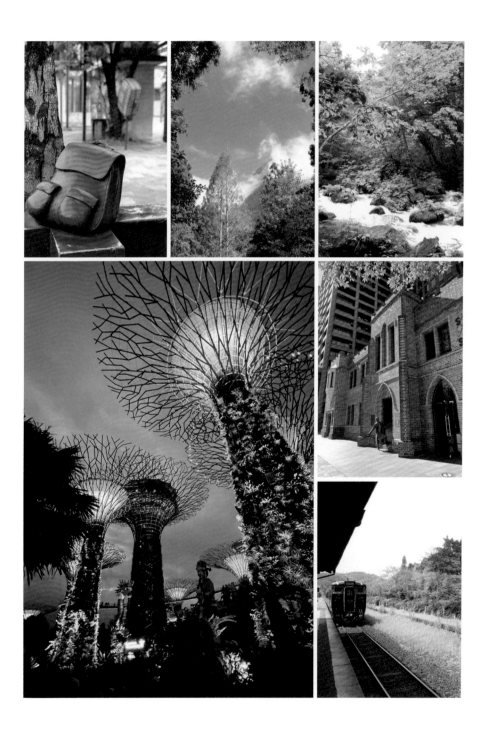

主軸式療癒形式

綠智慧

在自然觀察中啟動內省智慧，無論人在順境或逆境，內心感受處在平衡或衝突狀態，透過自我覺察認識自己，同時因為身處大自然中所遇見的人事時地物，產生共鳴的對話，其對話蘊含生命的意義與大智慧，讓人有所領悟與覺知。

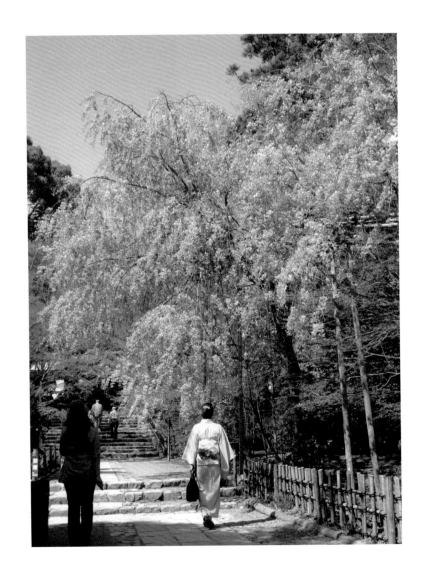

遊走大自然中，共鳴人生內省智慧，頓時開竅歡喜解憂。

· 人生道理常常聽，人生實踐實不易，唯自身「心」有感。

案例一

天生我材必有用

　　腐朽之木或修之後的廢才稍作處理及設計，生命還是有它可以展現的價值（風貌），甚至出乎意料，是可遇不可求的美好。

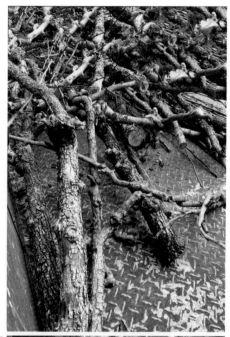

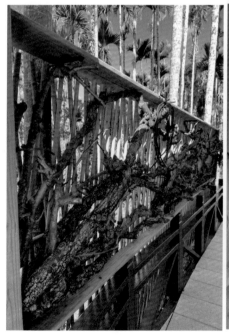

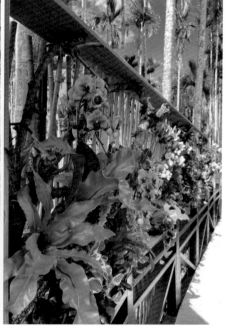

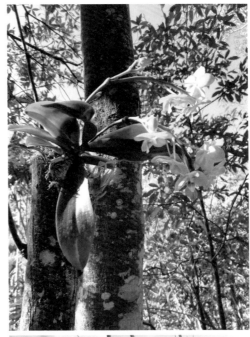

案例二

生命皆平等

　　凋萎的樹，尚屹立在原地，其樹幹蛀出腐洞，蘭花在這樣的空間安在，花謝了也不用更換，等待下一次美好的到來。彼此的存在是相得益彰。

案例三

謙卑

　　稻穗越成熟其稻桿更彎曲與柔軟，教育世人：功成名就更要懂得謙虛。

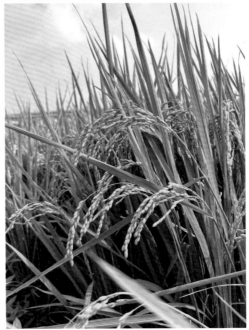

綜合性療癒形式 綠社交

·多元話題，讓自己一輩子都是位有趣的人。

· 有了「綠」的話題，天南地北很好聊。

在各式「綠」的主題中，找到可以發揮的經驗或知識分享話題，啟動與他人（同儕、親友）的關係破冰，以彼此有共感的話題啟動，建立友伴關係，是「交流」也可以是「互通有無」的協同關係，例如分享種子、盆栽、苗木、自給自足採收的蔬果、得意的作品、親手製的伴手禮等，皆是情意滿滿的交流。過往農業社會「以物易物」的生活模式，即是維持及建立人際間的社交互動，「綠社交」沒有特定的形式，有形無形皆可貴。

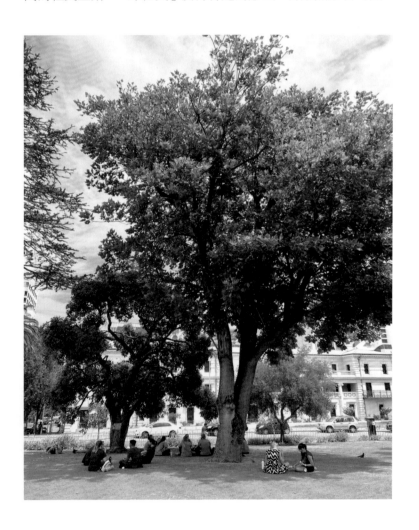

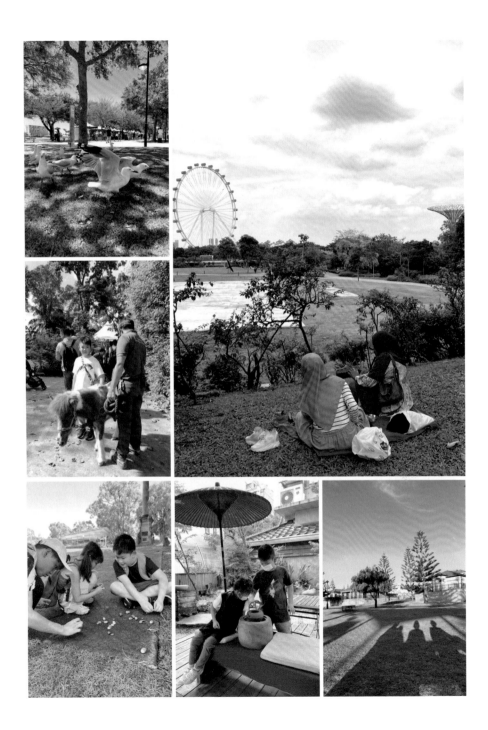

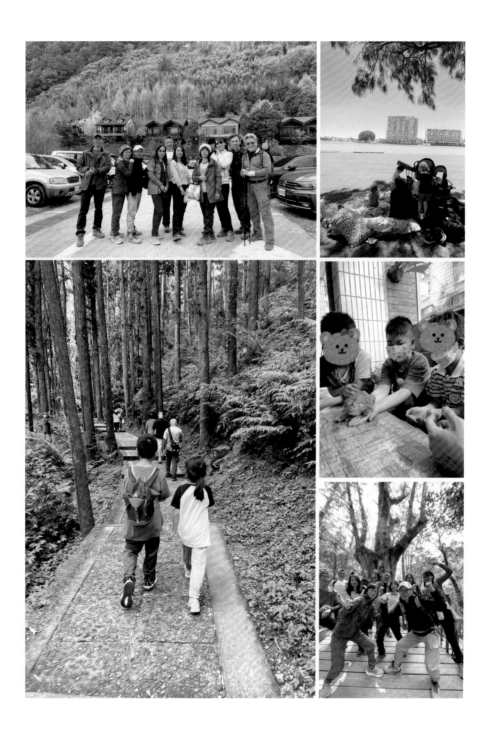

因為喜歡自然、植物、動物生態等，參與相關團體志工訓練後，成為該項專業志工，或因為時間自由跨域學習入門，符合團體或單位之審核標準成為志工（因單位不同可能名稱不同，性質也各不相同），以「綠」相關主題為媒介進行志工服務，在執行志工任務中，獲得自信、社交關係拓展、有用感、成就助人之事、陪伴、與時俱進的學習機會等，整體而言，在助人的起心動念中，自身也有形無形獲得自助的療癒形式。

綜合性療癒形式 綠志工

行有餘力、游刃有餘、分享快樂的美好當下。
分享自己喜歡或所學專長，成為與他人連結的服務機會。

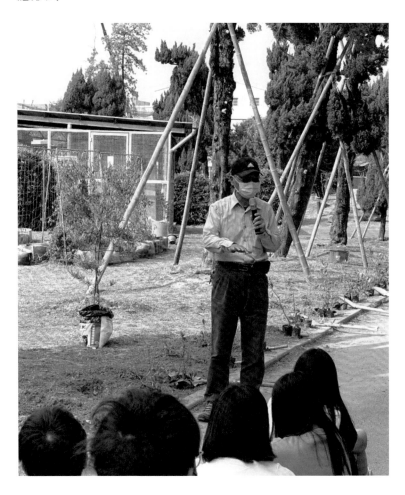

綜合性療癒形式

綠生活

・親近自然即是日常，食衣住行育樂皆可落實「綠」的各面向實踐，優化生活質量。

　　綜合以上各類形式實踐於食衣住行育樂日常生活中，成為每天日常的生活習慣與形式。舉凡親近自然、園藝活動參與、植物栽培、自然鑑賞感受力，實踐自然的日常生活形態，例如居家綠意生活香草入菜入料、居家佈置、生活綠用品，遠離人工物質，將綠生活的美好與他人分享，進而感染更多人遇見綠色療癒力，維持良好生活質量 QOL。

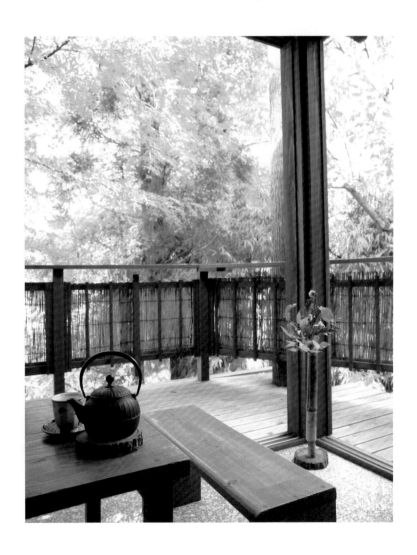

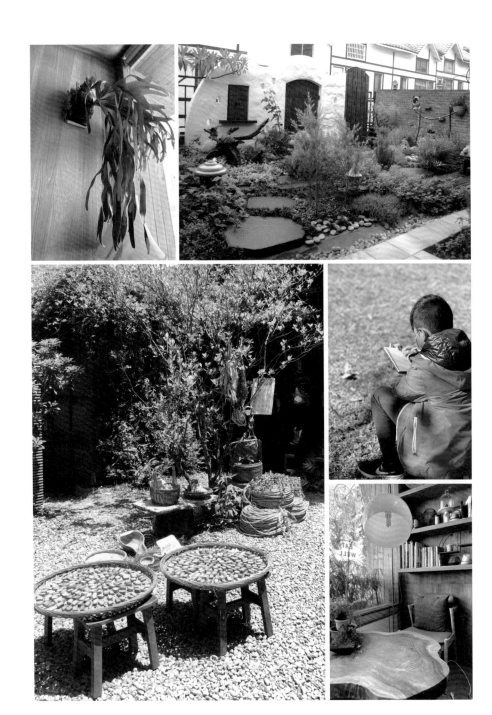

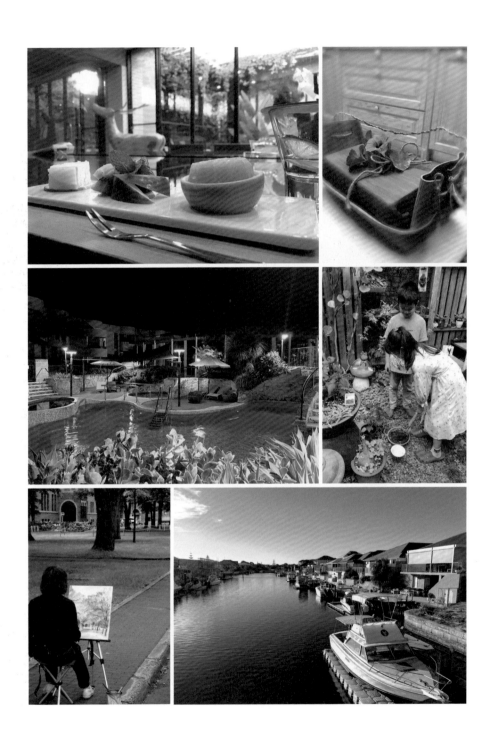

綜合上述各類可能綠形式（可單方、可複方）之療癒體驗，舉凡與自然間一切元素遇見當下，啟動並獲得五官七感療癒（一種感知或一種以上感知），即是個人專屬的療癒力，「療癒」是具有獨特性、專屬性、主觀認定的感知，沒有特定的形式。「綠療癒」是一種感受自己內心與綠色療癒力的連結（共鳴），時空當下無違和感的自在與滿足，內心產生正向的情緒，是一種不一定可以用語言表述的內在感受。

綜合性療癒形式 綠療癒

・啟動人體內建模式—五官七感，綠色療癒力無所不在。
・療癒是具獨特性的，探索自己的療癒罩門。

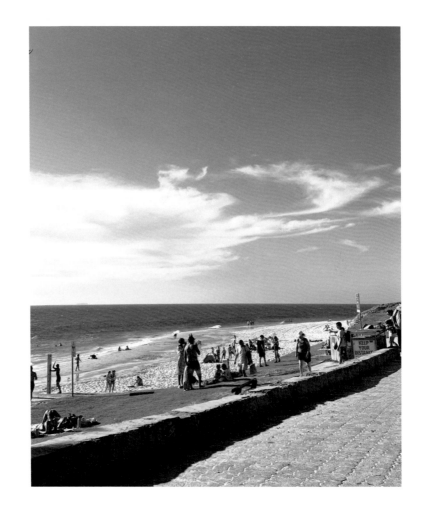

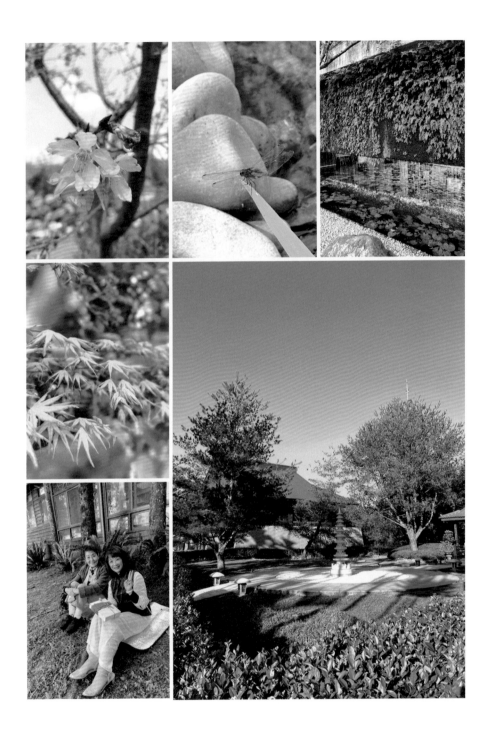

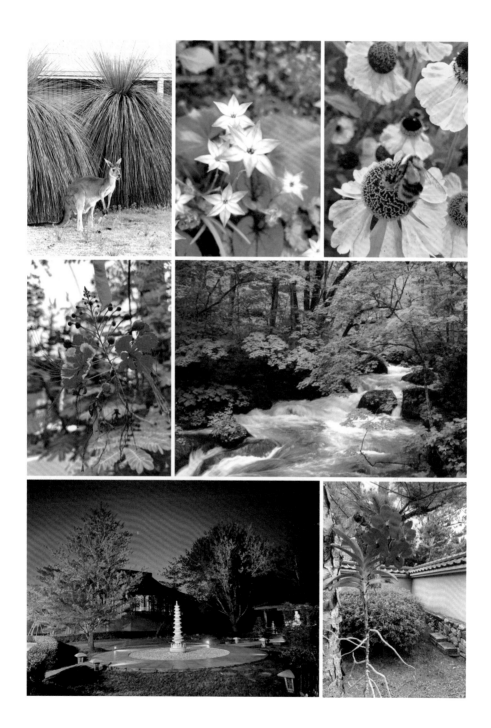

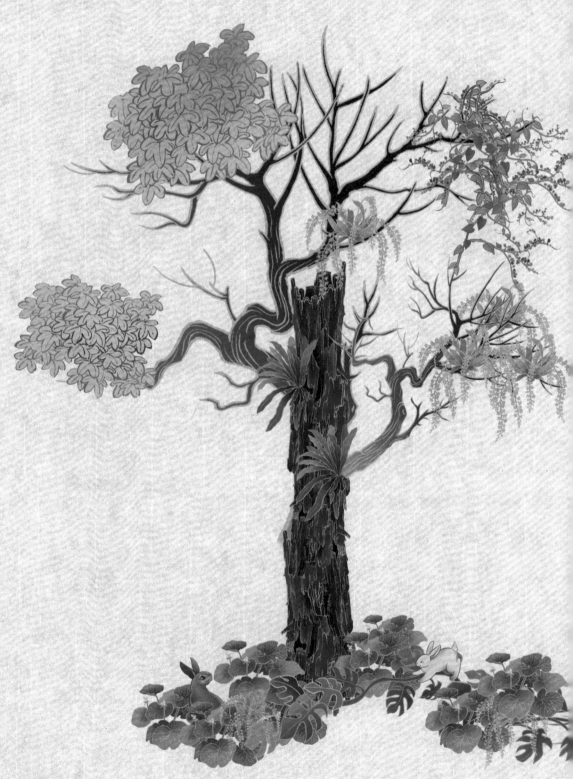

Part 3

「台灣流園藝治療」
實踐「自然療癒學」
跨領域對談

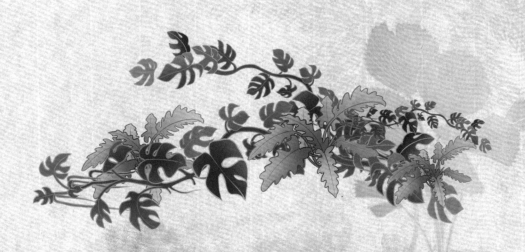

3-1

園藝治療 實踐在「教育」現場

🍃 適用：兒童（0～12歲）‧青少年（12歲～18歲）

❶ 陪伴學生探索多元智能，發覺自己的強項智能。

❷ 多元智能教學融入園藝治療，讓兒童、青少年適性發展。

❸ 推動校園食農教育，增進多元智能以及大小肌肉訓練、感覺統合發展。

❹ 教職員生運用校園療癒力，啟動自我療癒機制，遠離「自然缺失症」。

❺ 讓學生可以「理性學習、感性生活、靈性成長」。

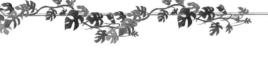

與專家對談 透過教育領域的專家鄧鈞文教授，在教育現場經驗對談園藝治療推動在教育場域的發展。

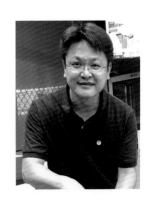

現職：
國立臺灣體育運動大學師資培育中心主任

學經歷：
國立政治大學教育研究所博士
教育部教育研究委員會副編審
逢甲大學師資培育中心主任 / 教學資源中心執行長
台灣綠色養生學會 / 監事長 / 園藝治療認證課程講師

專長：
師資培育、成果導向教育、跨領域學習

認識教育學

美國哈佛大學豪爾‧迦納博士（Dr. Howard Gardner）1983 年提出多元智能理論，廣獲全球教育人士的共鳴，迦納博士說：「人有七種智能，每人強項各有不同。」多元智能包含：語言智能、數理邏輯智能、空間智能、肢體動覺智能、音樂智能、人際智能、內省智能。大多數的人每一種智能都能發展到相當的程度，在其中一兩種智能較為突出。

1995 年迦納博士將原本的七種智能擴展，加上第八項智能，就是「自然博物智能」，這項智能是指透過觀察自然界中的各種型態，辨認且分類物體，並洞悉自然或人造的系統。學有專精的自然博物者包括農夫、植物學家、獵人、生態學家、庭園造景設計師。迦納博士更補充說明，此項智能的本質包括觀察、反映、連結、釐清、統整以及溝通連絡自然界和人造世界的知覺，這項智能可以豐富我們在各學科上的學習。這項「自然博物智能」與園藝治療的基本理念是相通，並且在園藝療法多元的活動型態中，讓我們透過自然博物智能開拓其它七項智能的發展。

多元智能不只八種，其中候選智能的「存在智能」（亦有稱「生存智能」）在迦納博士 2000 年出版的《Intelligence Reframed》（再建多元智能）一書，提出介紹了「自然博物觀察智能」外，也討論「靈性智能」與「存在智能」，但最終只承認自然博物觀察智能的存在，並將神靈智能納入存在智能的討論。

美國的「零時體育計畫」

「零時體育計畫」，也是一個鼓勵學生「動起來」的方式，有助覺察自我身體感知，及創造腦內的多巴胺、正腎上腺素、血清素，對於提升正向情緒、緩和壓力、學習力都有正向的效益。

「零時」是指第一節課尚未開始前的時段。在芝加哥的內帕維中央高級中學體育老師尼爾．鄧肯（Neil Duncan），其目的在於確認晨間運動對提升孩子的閱讀和其他學科能力是否有幫助，而這些高一生的零時計畫運動訓練量高於體育課，他們必須維持自己最大心跳的八～九成，鄧肯說「先讓他們進入高度覺醒的狀態，再把他們送進教室」，結果發現，學生的情緒改善及閱讀能力都有很大的進步，這其實不是在教運動，而是教體適能。

而園藝活動或農事參與也是運動的一種形式，活動中產生適度的疲勞感及流汗，猶如是運動後感到暢快感，正符合全球醫學一致認定「適度的運動」，因此推動「零時園藝活動計畫」可以是校園新運動。

台灣校園普推食農教育、環境教育

台灣在校園推動環境教育、食農教育成效顯著，以不同形式帶領學生進入環境教育的學習場域，例台中的國光國小，推動觀察校內的鳥類、夜鷺棲息與自然生態，2009 年榮獲教育部教學卓越團隊小組金質獎。大甲國小的「鴨間稻米」，讓學生瞭解米的文化，讓社區文化與自然課程結合，耕作中老阿嬤會帶著過去農務期間的點心來慰勞小孩，真實上演古早的農村文化，讓新世代的孩子與阿公阿嬤過往年代，做最真實的連結與文化傳承。時至今日，食農教育已經導入十二年國民教育各學習領域與學習內涵，並發展出國小（低、中、高年級）、國中、高中職、大專以上分齡的教學課綱中。

偏鄉讓樹葉不只是堆肥，還可以變黃金

屏東新埤國中位處貧窮學區，學生嚴重流失，學生縮減僅剩 130 多人。2009 年蔡中立校長到任，在艱困環境中看見六甲校園內茂盛的肉桂，發

想讓垃圾變黃金，從中提煉精油。校長認為：「提煉精油是學習，做為學生參加科學展覽的素材，在過程中讓學生懂得珍惜自然資源，販賣所得也回饋用在學生身上。」兩公斤肉桂葉提煉出的精油還不足1CC，這可以讓學生體會到「滴滴皆辛苦」，進而更懂得惜物。並讓學生寫下操作心得，貼在教室牆上，一方面是經驗分享，讓別人不犯同樣錯誤，另一方面提升學生語文能力。在活動中發覺科學的樂趣與實用，體會讀書不再只是為了應付考試，更重要的是，讓學生瞭解如何善用自己的特質，構築自己的特色，進而建立自信，這也是學習資源較為薄弱地區的小朋友最最需要的。

🌿 2022食農教育法新紀元

2022年5月食農教育法正式上路，為推動全民食農教育，強化飲食、環境與農業之連結，以增進國民健康，傳承與發揚飲食及農業文化，促進農漁村、農業及環境之永續發展，推行健康、符合生態永續的飲食生活。基本農業生產、農產加工、友善環境、友善生產育養及畜牧、動物福利、食物選擇、餐飲製備知能及實踐、剩食處理，增進飲食、環境與農業連結，促使國民重視自身健康與農漁村、農業及環境之永續發展，並採取行動之教育過程。推動食農教育至個人、家庭及社會，以學校、社區、各類團體及政府各級機關（單位）等，有助農業及食安環境永續發展之國民素養。（摘錄自2022年5月4日華總一經字第11100037911號總統公告食農教育法）

教育現場導入園藝治療如何執行？

園藝
治療

融入一般主題課程的設計

課程活動規劃設計

活動主題必須有趣、貼近生活知能，吸引啟動參與及學習操作意願。活動可個人、團體形式交錯，或親子共學，亦可具有挑戰「不可及能力」的內容。

體驗式學習、啟動多元智能

翻轉教學既有模式，提供不同的教育形式，以「體驗」代替「講授」形式。可與學校當學期進行的學科主題、食農教育搭配，啟動多元智能。

遠離「自然缺失」症候群

學生在啟動與自然連結的療癒能力後，「持續」在日常生活中、校園裡，發現自己專屬的療癒方式，作為成長過程中，面對挫折、壓力、幸福、愉悅..等不同情緒的當下，找到適當的出口。活動中同儕互助、學習人際互動與表達，感受「分享快樂、快樂分享」，實踐園藝治療課程不只是單次的課程，而是日常生活的一環。

融入非行學生陪伴的設計

「破冰」我們是友伴、「陪伴」即是輔導良方

透過有趣的活動主題名稱、設計五官七感的多元內容，
吸引學生對於活動的參與意願。在活動中認識彼此、
降低對立感、發現自己與他人的特長。互助的活動中，
建立學生與輔導師長間，良好的友伴信任關係。

用「體驗」感受生命，勝過再多的叮嚀

實際親身「體驗」代替「叮嚀」的行為矯正輔導。親
近自然的體驗，無論是體能消耗、五感療癒啟動、情
緒紓緩，都有助於壓力的釋放。輔導師長可以透過「從
旁觀察」了解學生，學生心裡話得以說出口，針對需
求提供建議與協助。

「用生命照顧生命、用生命呼應生命」
感受被愛與愛人的能力

在多元活動中，透過陪伴觀察學生發現自己的強項智
能，找到自信與自尊，對於行為的改變，產生動機與
轉機。讓缺愛的心得以添入更多愛與關懷，心感加溫
了，從「心」影響行為表現，成為一輩子受用的能力。
建立「相信」是一切的根本。

融入大學服務學習的設計

療癒自己

規劃有趣的園藝療癒主題活動，鼓勵大學生參與，體驗療癒的美好，達到大學生紓壓療癒效益。

做中學

選定適合主題的服務族群，讓大學生進行療癒工作坊體驗，將體驗所學技術，作為服務學習時的技能，展現園藝療癒工作坊所習得作品操作技術，在教與學中進行服務學習。

自助而後助人

先療癒自己，再透過相同媒材療癒或幫助他人，在陪伴過程中，大學生透過活動，接觸社會不同面向的人事物，自我覺察，達到「服務學習」的本質，而非僅只是為了完成規定時數。

融入大學通識教育的設計

跨域知識

園藝治療是一門跨領域科學，且可以服務於全齡，因此透過課程認識這門新科學領域，擴展本科所學相關或職能探索機會。

啟動壓力覺察與自我療癒力

透過體驗式學習方式，親身體驗綠色療癒力，學習壓力覺察、適時地讓情緒找到出口、社交關係提升、環境知覺提升、在自然中找遊戲、減低 3C 依賴等，增加親近自然綠覆空間的意願，提升正向思考力。

厚植10年後的競爭力

學生時代開始培養休閒及興趣，將來面對職場、情感、家庭多重身分壓力時，可善用紓壓工具，懂得「覺察壓力、觀照自己」是重要的軟實力。

園藝
治療

應用在兒童發展的目標效益

一般孩童

- 多元智能發展及強項智能探索
- 社交關係促進
- 學習與專注力
- 大小肌肉發展
- 親近自然建立連結

早療孩童

- 強項智能探索
- 大小肌肉發展
- 專注力訓練
- 團體融合度及社交關係促進
- 增加休閒活動參與並培養興趣

社交障礙孩童

- 強項智能探索
- 溝通表達及理解能力
- 培養休閒及興趣
- 協同合作並融入團體
- 親近自然增加戶外活動參與

特殊境遇孩童

- 自我探索與接納
- 探索強項智能
- 情緒及溝通表達力
- 正向情緒
- 社交關係及社會適應以利融入團體

應用在兒童發展的目標效益

教室學習成就低落孩童

· 強項智能探索

· 溝通表達及理解能力

· 學習與專注力

· 社交關係促進

· 培養責任感

境外生

· 社交關係促進

· 學習及文化適應

· 語言表達溝通力

· 情緒的出口

· 休閒活動

經濟弱勢家庭學生

· 多元智能發展及強項智能探索

· 社交關係促進

· 自我接納與覺察

· 職能探索

· 決策與判別力（價值觀建立）

應用在兒童發展的目標效益

隔代教養學生

·多元智能發展及強項智能探索
·社交關係促進及社會適應
·生命的成長與期待
·創造親近自然的機會增加休閒選項
·情緒及溝通表達力

國際組合家庭生

·多元智能發展及強項智能探索
·社交關係促進、自我接納與覺察
·創造親近自然的機會增加休閒選項
·活化家人間關係（文化認識與交流）

其他兒童

·依照個人條件與需求，進行目標設定

應用在青少年發展的目標效益

升學壓力學生

· 情緒出口紓緩壓力
· 班級經營提升同儕關係
· 培養興趣及職能探索
· 挫折忍耐度培養
· 活化家人間關係

藥癮學生
（藥癮部分需要透過醫療協助）

· 重建生命觀及價值觀
· 多元智能發展及強項智能探索
· 培養興趣及休閒活動
· 家庭及同儕關係重建
· 職能探索。

非行少年
（生理或心理狀況若達疾病等級，建議先透過醫療體
系進行急症處理後，再提供療癒型治療處方。）

· 多元智能發展及強項智能探索
· 職能探索
· 重建新的社交網路
· 重建生命觀及價值觀
· 社會適應及情緒的出口。

應用在青少年發展的目標效益

在宅青年（閉居青年）、社交阻礙青年

（心理狀況若達疾病等級，建議先透過醫療體系進行
急症處理後，再提供療癒型治療處方。）

· 走出戶外發現有趣的人事物
· 發展自己特長成為助人的能力
· 協同合作及溝通表達力
· 情緒的出口
· 重建社交網路（新舊皆可，視個人意願）。

一般大學生

· 跨領域多元學習
· 自我探索與覺察
· 協同合作提升領導知能
· 職涯探索與進職場前的準備
· 壓力覺察與釋放

大學生服務學習

· 增廣見聞並拓展人際網絡
· 探索自助助人的人生哲學
· 社會適應並關心社會議題
· 溝通表達及學習力
· 增加休閒活動機會並培養興趣

應用在青少年發展的目標效益

身心障礙生（資源生）

· 學習不同形式的表達力讓情緒找到出口
· 活化身體機能有利生活自立
· 協同合作並學習社會適應
· 作為照顧者與被照顧者間的共同話題
· 強項智能與職能探索

學習成就低落

· 強項智能與自我探索及發展
· 學習力及溝通表達力訓練
· 增加休閒活動並培養興趣
· 自我覺察與建立自信心
· 職涯探索

通識教育

· 厚植 10 年後競爭力
· 為情緒找到出口紓緩壓力
· 學習建立社會關係網絡
· 自我壓力覺察並善用校園療癒力
· 認識其他科系所學與專長，發覺自己跨界可能

應用在青少年發展的目標效益

境外生

· 社交關係促進
· 學習及文化適應
· 語言表達溝通力
· 情緒的出口
· 休閒活動

經濟弱勢家庭學生

· 多元智能發展及強項智能探索
· 社交關係促進及社會適應
· 自我接納與覺察
· 職能探索並發展所長翻轉人生
· 決策與判別力（價值觀建立）

隔代教養學生

· 多元智能發展及強項智能探索
· 社交關係促進及社會適應
· 生命的成長與期待
· 創造親近自然的機會增加休閒選項
· 情緒及溝通表達力

應用在青少年發展的目標效益

國際組合家庭生

- 多元智能發展及強項智能探索
- 社交關係促進、自我接納與覺察
- 創造親近自然的機會增加休閒選項
- 活化家人間關係（文化認識與交流）

特殊境遇學生

- 自我探索與接納
- 探索強項智能
- 情緒及溝通表達力
- 正向情緒
- 社交關係及社會適應以利融入團體

其他學生

依照個人條件與需求，進行目標設定

園藝治療導入教育現場之終極目標為何？

「教育」不僅限正規教育中書本的知識傳遞，它包含了品德教育、環境教育、生命教育、食農教育、健康教育、休閒教育等。教育的場域也不再侷限在教室內，開始走出教室，進入校園、公園、社區、大自然中，進入多元的學習場域，讓我們的孩子用不同的知覺體驗來認識世界、探索知識。

跳脫過去教育的框架，培養學習動機和發覺學習樂趣，是新世代的教育家的共同願景，學習成就可以是多面向的可能，培養孩子的多元智能，讓強項智慧帶動其他智慧的成長，教育不只是培養學科優異的孩子，具有其他強項智能的孩子，也能在學習成長過程找到自己的強項智能，適性發展，才是學校教育給學子們最佳的自我啟蒙探索。

🌿 園藝治療活動中，自然啟動八種「多元智能智能」

園藝活動中許多都是需要團隊合作，交流分享園藝相關知識與經驗，有助發展「語言智能」；配合季節與植物生命週期循環，思考大自然定律及栽培植物總量管理中建構「數理邏輯智能」；在自然觀察體會中，覺察自己所處位置的環境空間感知，及植物界地被、草花、灌木、喬木的自然生物空間層次中看見「空間智能」；透過園藝活動參與，啟動不同部位的身體覺知，啟動「動覺智能」；透過聆聽自然界中各種聲音合譜組成的和諧樂章，領悟自然律動的「音樂智能」；園藝活動中分工合作及溝通互動，在其中增長「人際智能」。在園藝活動中，看見植物生命歷程，參與者經過「融入→體驗→覺察→共鳴（省思）→分享」的歷程，產生共鳴感動的覺知則是「內省智能」。

在自然中啟動「自然博物智能」透過親近自然來認識自然，與自然和

諧共處，養成學生「尊重自然」態度，此種有關情意方面的學習成效，絕非單靠口號、標語與書面文字即可培養。

在自然中啟動「自然博物智能」藉由觀察大自然的規律（春耕、夏耘、秋收、冬藏）、體驗大自然的循環與週期、葉脈紋理、對生、互生、地被植物、草花、喬木、灌木、蔓性植物，各式各樣的觀察教材都在自然之中，與其在教室看植物照片背誦文字，不如來到大自然教室親身體驗，也在自然中察覺，每棵植物或自然素材都是獨一無二，各具姿態及特色，從中體驗「天生我才必有用」，也可能讓在智育學習沒有得到發揮的孩子，得到來自大自然的鼓勵，發掘自我特質與專長，建立自信。因「自然博物觀察智能」的啟動，也引發其他智能的發展。

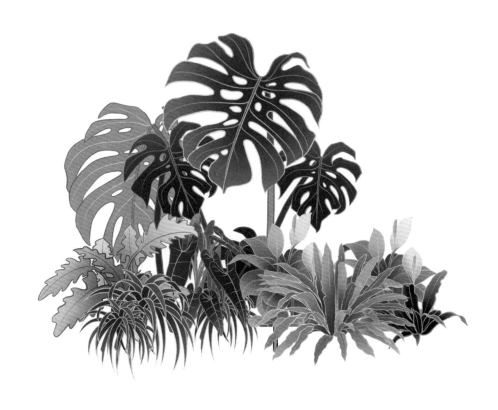

園藝治療導入教育學的教案設計要領

教育現場結合園藝治療、園藝治療融入教育學、借力使力發展多元智能。

園藝治療導入教育場域九部曲

01／循序漸進

推動整體園藝計畫活動，需先計畫工作量、活動實施的時間、體力消耗度等，這些都必須是循序漸進的，過量的活動負擔不但無法引發學習動機，反而成為學習阻礙，學生無法在活動中知覺快樂感知。

02／結合課程主題

讓課程主題與活動連結，才能達到體驗學習的效果。而一般的教師通常未受過園藝相關的專業訓練，因此無法正確的傳遞園藝相關知識，必要時可以尋求專業協助。另外，透過家長協助或結合社區力量，也可以提升課程的深度與滿意度。

03／尊重個別差異

園藝相關活動多元，室內或戶外、體力勞動或精細手工都具有相當大的差異性，園藝活動中，可能有人擅長，有人不擅長，有人喜歡，有人不喜歡。讓擅長者、喜歡者發揮所長；不擅長者、不喜歡者觀察學習，尊重個別差異，無需強制所有人都參與及學會每個活動環節。

04／因應學生不同的發展階段、能力來設計課程

隨著身體發展段不同，學生有不同體力及能力的限制，應針對學生的能力發展設計適合的園藝活勤。不要施以超過體能的活動，無需揠苗助長，以避免因為能力不足發生危險或降低學習樂趣。

05／團隊合作

活動設計也可以是提供主題及目標，讓學生分組（以跨年級、班級）進行活動企畫，在工作分配中各自發揮所能，也可能發現許多園藝專業非學生本身所能，需進行資料蒐集及尋求資源協助，藉此學習團隊合作，培養解決問題的能力。

06／主題式教學

也可以配合季節、節氣或跨族群的文化活動來進行園藝活動。例如：不同季節的生物及植物觀察體驗、端午節包粽子（甚至細分南部粽、北部粽、湖州粽）、客家元宵節的新丁粄活動等，在趣味活動中學習文化內涵，體驗文化活動，達到文化傳承的意義。

07／結合課外活動

可以利用課外活動的時間，參與校園的園藝活動，或規劃講座型態的園藝知識學習，這樣就不會影響原定的課程進度，也可透過園藝活動學習新知，或是成立園藝相關社團，讓學生透過課外活動，探索性向及興趣。

08／發掘強項智慧

透過園藝活動發覺自己的潛能及擅長智慧，發現學習的樂趣，得到自我肯定，進而帶動其它智慧發展。許多在教室無法展現強項智慧的孩子，來到教室外常常可以找到能夠盡情揮灑的舞台，重獲學習的信心與樂趣，強化到校學習的動機，願意快快樂樂來上學。

09／結合在地文化並傳承文化

結合各區域不同的文化特質設計園藝活動，讓學生從參與中發掘在地文化，發展在地文化，讓許多即將被遺忘的在地文化可以延續發展，在全球化的同時，並重在地文化的價值。如大甲國小的鴨間稻米耕作方式及大雅地區的小麥節。

鄧鈞文教授

給園藝治療師的話

以教育的角度來看園藝治療，學生光是透過親身體驗孕育植物的活動，就可以得到多元智能的啟發，應將園藝活動從過去侷限為農業教育的視野中解放出來，擴大與各科目教學結合，讓我們的孩子都能得到適性學習與發展的機會。

現在都市叢林中長大的孩子，已很少有機會在自然中與植物、生物共遊，將園藝治療理念融入教育之中，補足孩子們的自然體驗，親近自然接觸植物的過程中，逐漸發展八項多元智能、充實教學內涵、豐富教學模式，藉此協助學生們探索並發覺強項智能，養成個人特質及興趣專長，適性發展為取向的教學設計，正是以學生為中心的教學實踐，有助全人教育的推動，是適合學校推動的教學方式。

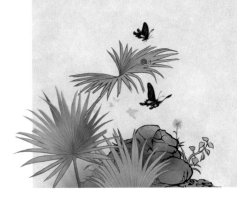

給園藝治療師的話

園藝活動體驗，不只是農業教育

學校教育推動園藝治療活動，可以透過園藝活動推動生命教育、環境教育、自然教育、農業教育等，也可以分別結合社會、國語、音樂、數學等不同科目的教學，更可以活用「園藝」進行跨科目的統整學習。

對於非行學生，用園藝活動替代體罰與一般性的勞動服務，讓他們過剩的體力得以宣洩，在自然中（農事中）降低怨念，澆水、拔草、採收，甚至坐在那發呆放空，這樣親近自然的模式，提供學生有機會自我對話與覺察，也可能在自然體驗找到自己的強項智能，建立自我肯定的信心。另外，將園藝療法活動概念納入學生社團，在智育的學習外，提供學生多元學習的可能。

園藝治療的療癒形式多元，學生諮商輔導時的可用工具，透過療癒的歷程中開啟諮商輔導，療癒的諮商輔導形式。透過親近自然或植物陪伴的工具，讓學生日後可以在校園與日常生活中，進入綠覆空間啟動自療力或紓緩壓力與情緒，啟動內建療癒機制，受用一生的軟實力。

園藝治療師必須先認識教育現場的狀態（需求），審視自己可以提供什麼支援與資源，成為教育職場的跨界教育整合夥伴，從「需求」出發才能看見生命的無限可能。

在教育體系導入的園藝治療，需要與學校行政體系及教師組成團隊，才能有系統並持續的推動，而非單次性的亮點活動，也應注意特殊生的需求，所以導入教育的園藝治療，除了盤點校內資源、在地文化與資源，推動前進行校內共識研習是必要的（或目標執行團隊），分階段進行，初探的園藝治療設計以「五官七感」開啟六堂主題，學生透過六堂主題自我覺察，教師（輔導團隊）觀察發現，經活動後回饋資訊通盤討論後，再進行分組或不同任務分派的後續園藝治療的推動，以上可依照目標需求規劃，例如多元智能啟發、行為矯正、情緒輔導、班級經營等。

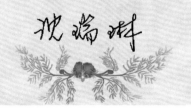

3-2

園藝 治療

實踐在「全齡健康促進」

🍃 適用：一般人的預防醫學、亞健康族群

①「生命會尋找出口，情緒也需要出口」。

② 自我覺察 ── 學習「獨處」、「與自己對話」。

③「全人型健康」── 運用自然療癒學，追求身心靈平衡與解方。

④ 園藝治療讓人人啟動自療力 ── 培養興趣、休閒、運動讓生活更多彩，免疫力 UPUP。

⑤ 園藝治療讓健康的人維持健康、亞健康的人找回健康、病患獲得更佳的生活質量

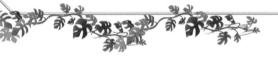

與專家 對談 邀請免疫學學者方世華教授與我對談，深入淺出的介紹免疫學，透過認識免疫學後，運用園藝治療活動降低壓力促進提升免疫力。

現職：
國立臺灣體育運動大學競技運動學系教授
學經歷：
臺灣大學微生物學研究所博士
國立臺灣體育運動大學競技運動學系主任
中國醫藥大學醫學系微生物科教授
台灣綠色養生學會理事
專長：
運動免疫學、運動生理學、分子細胞生物學

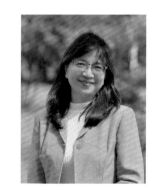

認識免疫學

「免疫學」感覺深奧似乎又不陌生，特別是 COVID-19 後，大家對於提升免疫力的觀念已被強化，提升免疫力也成了全齡健康指標。「免疫力」即是我們健康的守門員、健康指標、健康防護牆、一群守護健康的英勇士兵。

全球從農業社會到工業社會發展迅速，隨著社會結構改變，人們的壓力隨之增強，生活場域也從農村田園遷移到大樓林立的都會區，當時環境心理學家，即針對城市居住者減壓進行一系列的研究，發現人回到自然裡，最快釋放壓力並獲得恢復，因此，對於無法回到自然裡的替代解方，即是打造城市裡的鄰里公園綠帶，提升城市綠覆率及綠場域空間。但人們在工業成長後，隨之而來的科技產業發展，確實為人們帶來更便捷的生活和新奇體驗，但因過度勞累、生活作息不規律、壓力大、情緒波動大、資訊量大、藥物、氣候變遷等，導致免疫力低下，各種生活習慣病、文明病的顯現，人們再次意識到身心靈健康的重要性。

現代人的必修課即是如何提升免疫力？為自己找到專屬的療癒解方及健康處方，藉以守護身心靈的健康狀態，才能享受人生的真諦。

免疫系統是體內的防禦軍隊

免疫系統是一群在我們體內的防禦軍隊，一旦發現敵人（病毒、細菌）來襲，這些防禦系統的細胞們，能快速度偵測出病菌並啟動機制且同時記憶，所以在下次遇到相同病原菌時，會反應得更快更強（施打預防針即是這樣的概念）。對於偶發的感冒發燒，在專家眼中並非壞事，只要安全無虞的條件下，其實讓軍隊們啟動「作戰鬥志」也是一種演習，尤其發燒是作戰過程中的外顯表徵，不要輕易使用退燒藥，倒是要觀察退燒後的其他病徵，來決定下一個治療步驟。

免疫系統具有「清除」、「抵抗」的兩大功能

一、清除的功能：

免疫系統清除各種垃圾，例如：紅血球的壽命 120 天，120 天後死去變垃圾，要靠身體的免疫系統清除出去，身體內其它老化細胞或是不正常的細胞也一樣。

二、抵抗疾病的功能：

當病菌或細菌侵入我們體內，免疫系統會產生各種武器來抵禦，並將病原菌消滅。所以，科學家們都認為「免疫系統的正常功能，才是我們得到真正健康的那把鑰匙。」

如何自我覺察免疫力低下

免疫系統直接影響人的哪些狀態？或者該如何透過身體表徵來自我覺察呢？方教授說：「容易感冒、嘴邊疱疹（俗稱嘴角炎）、口腔內膜炎（俗稱嘴破），甚至是癌症都代表免疫力出了問題，許多突發性癌症，常在突發或持續嚴重挫折、壓力刺激後發生。」

第一類【免疫系統下降】

只要感冒一流行，就感冒；就算是感冒剛好，隔一個月又感冒。這都是免疫系統太弱，無法生產有力武器來抵抗入侵的病原菌。當免疫系統功能降低時，癌細胞也容易產生出來。

第二類【免疫系統單一抗體過多】

抗體過多不協調也不是好事，抗體中IgE（免疫球蛋白E）產生過多時，我們易得各種的過敏性疾病。例如：呼吸系統過敏、皮膚過敏。

第三類【自體免疫疾病】

一旦免疫系統發生失調，自身免疫系統把自己當作是敵人而發動攻擊，就很容易得到各類的慢性疾病，例如：類風濕性關節炎、肌肉萎縮症、胰島素缺乏等疾病。

免疫學協助園藝治療研究的檢測方法

近年來許多免疫的研究，開始由醫學上的疾病轉移到一般人，例如用在運動員的壓力檢測，高強度訓練影響生理表現，改以非侵入性的「唾液」檢測方式來量測，得到了許多貢獻的實驗結果。而「免疫力」指數並非有特定標準，是因人而異，所以任何的實驗比對都是以自己為比較對象，來看數據的變化。以下提供免疫檢測分析表，提供園藝治療相關研究參考之用。

免疫檢測分析表

序號	檢測方法說明				專家建議適合對象
	檢測法	檢測方式	特點	檢測用途	
1	唾液檢驗法	唾液	**優點：** •非侵入式 •收取容易 **缺點：** •僅可檢驗免疫球蛋白A、乳鐵蛋白、澱粉分解酶、可體松	•免疫力 •壓力檢測	•小朋友 •運動員 •高齡者 •園藝治療對象身心障礙者、身心醫學科患者、早期療癒…等。
2	血液檢驗法	抽血	**優點：** •可以檢驗全面的免疫球蛋白G、A、M、E、可體松 •可以檢驗免疫細胞的數量與功能 **缺點：** •侵入式 •收取不易	•免疫力 •壓力檢測 •器官移植抑制免疫追蹤 •治療效果	醫學上用於個別病患，如器官移植、愛滋病患者…等。

常見免疫細胞名詞解釋

名詞	説明
「可體松」（cortisol）	• 無論唾液或血液中皆可檢驗出。 • 為「壓力蛋白」，可看出目前的壓力、賀爾蒙狀態。 • 「可體松」指數越高表示壓力越高。
乳鐵蛋白	• 帶走鐵讓細菌無法得到鐵而生存。
免疫球蛋白G	• 人體自動系統中製造量最高，是體內最多的免疫球蛋白。 • 辨認特定抗原後，啟動免疫系統並使病原菌被消滅。
免疫球蛋白A	• 少量存在體內的免疫球蛋白。 • 存在口中的免疫球蛋白A是負責掌管上呼吸道的防禦系統。
免疫球蛋白M	• 體內第二多的免疫球蛋白。 • 辨認特定抗原後，啟動免疫系統並使病原菌被消滅。
免疫球蛋白E	• 少量存在體內的免疫球蛋白。
免疫球蛋白D	• 非常少量存在體內的免疫球蛋白且功能不明。
α-澱粉酶	• 負責分解細菌的細胞壁。

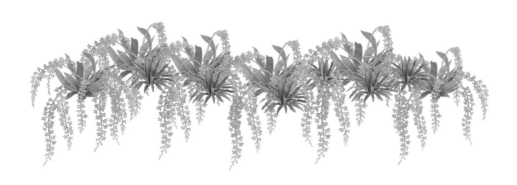

「唾液檢測」＆「血液檢測」可見免疫力狀態

　　人體先天的免疫系統，產生許多種抗菌蛋白，以及後天性的免疫系統中，免疫細胞活化後，所產生的細胞激素，主要都分佈在人體的血液及唾液中。因此為了了解免疫系統的功能，以及荷爾蒙的變化時，常以檢測血液或唾液中的含量。

　　免疫學農業時代受傷時，年長者會說：「用口水塗一塗」；又為何動物受傷時，會用口水舔呢？其實是有根據的，「因為唾液中有許多種抗菌蛋白，具有殺菌的效果，存在含量多少與每個人的免疫能力強度成正比。」不同的免疫球蛋白類型，由於它們分佈位置不同，也分別負責對抗不同型態及路徑侵略人體的病毒；若用軍隊來比喻，就像是陸、海、空軍，各自掌握不同形式的領土安全防護工作。

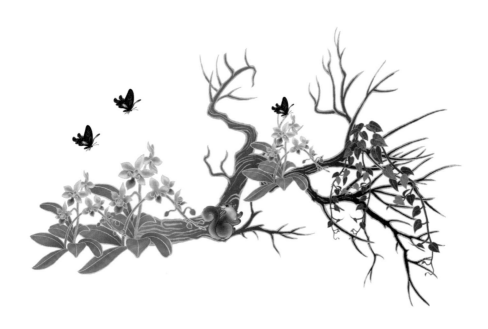

園藝治療導入免疫學如何執行？

早年在台灣推動園藝治療時，許多人質疑「園藝治療的效益」，相關的實證研究給了效益數據，質性與量化研究，採用從旁觀察記錄、各式量表，再佐以客觀的生理指數，提供更佳的信效度，依實驗目的不同工具各有差異，不同儀器及實驗設計來輔佐量表檢測，例如瞳位追蹤儀、腦波儀、唾液檢驗等不同的檢驗工具，可以提供客觀的身體狀態資訊，將有助於園藝治療師在活動設計規劃時，有力的參考數據，對於園藝治療領域有極大的貢獻。

研究案例 1

針對「壓力」與「免疫力」關係的相關研究

研究者：Min Jung Lee, Wook Oh, and Ja Soon Jang

研究發表：Complementary Therapies in Medicine 2018;37:172-177.

研究主題：A pilot study: Horticulture-related activities significantly reduce stress levels and salivary cortisol concentration of maladjusted elementary school children

試驗性研究：園藝相關活動顯著降低適應不良小學生的壓力和唾液皮質醇濃度

研究對象：適應不良小學生（實驗組樣本數 N = 10；對照組樣本數 N = 10）

研究方式：比較了三種與園藝相關的活動，包括插花、種植和壓花，觀察對於適應不良的小學生壓力程度和唾液可體松（cortisol）濃度變化的影響。

檢測內容：壓力知覺量表（Perceived Stress Scale）及唾液可體松

研究結果：參與 9 週園藝相關的活動後，小學生在人際關係、學校生活、個人問題和家庭生活的壓力分數都顯著下降，且可體松下降超過 37%。

研究發現：規劃有效的園藝治療活動計劃，提供了非常重要和適當的方法。可以直接應用於降低環境誘發對小學生的壓力，並促進心理放鬆。

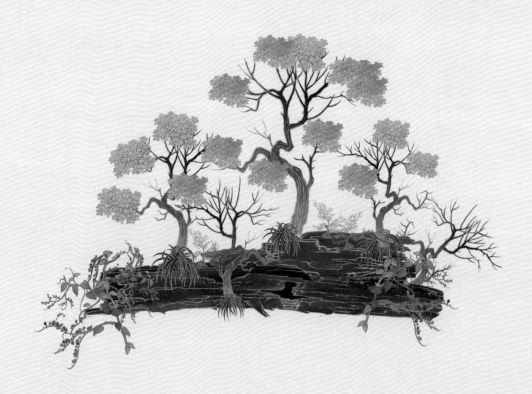

研究
案例
2

針對「壓力」與「免疫力」關係的相關研究

研究者：Jui-Ling Shen, Bao-Lien Hung, and Shih-Hua Fang（沈瑞琳、洪寶蓮、方世華）

研究發表：Scientifc Reports（2022）12:10246

研究主題：Horticulture therapy affected the mental status, sleep quality, and salivary markers of mucosal immunity in an elderly population
園藝治療對於高齡者的心理狀態、睡眠品質與黏膜免疫力的影響。

研究對象：成人日托服務中心或住宿型機構中，招募了 70-93 歲長者參與（樣本數 N = 24）

研究方式：進行六週不同的園藝活動，每次活動前後，收取唾液、填寫匹茲堡睡眠量表及問卷

檢測內容：黏膜免疫相關蛋白質、睡眠品質量表及生活滿意度、幸福感問卷

研究結果：園藝治療介入後，免疫球蛋白 A 和乳鐵蛋白水平顯著增加。

研究發現：園藝治療活動後，長者的生活滿意度、心理健康和幸福感的主觀感受皆得到提升。長者的睡眠品質也獲得了改善，此研究的 24 名參與者中，雖然有 15 人被診斷出患有不同程度的失智症，但我們觀察到，無論失智症的程度如何，他們皆享受於園藝治療活動，先前的研究表示，園藝治療對沒有和患有輕度或中度失智的老年人皆有精神上的益處，而這與我們的發現是一致的。本篇論文是第一個發現園藝治療介入後，免疫球蛋白 A、α-澱粉酶和乳鐵蛋白水平顯著增加的研究，這為該領域的研究人員開闢了一條新途徑，唾液免疫相關蛋白質增加，可預防上呼吸道感染疾病。

壓力降低免疫力，成為健康殺手

透過免疫學的相關研究結果發現，當不同的對象承受壓力時，內分泌系統可體松（cortisol）會提高，「免疫系統」就會立刻感知到，免疫力即呈現下降趨勢，身體處在防禦力低下的狀態，除了提高引發疾病的可能，同時也可能間接影響情緒、社會關係、行為、學習能力、成就表現及睡眠品質。

園藝治療導入免疫學的終極目標為何？

用自然療癒力來提高你的免疫力

壓力所引起的免疫力低下不是迅速的變化，而是當壓力一直沒有解除，免疫力就會逐漸降到低點，所以隨時警覺自己的免疫狀態，並做適度的身心調整，才能維持健康。一般人（不分年齡）看似健康無異狀的身體，卻不知即將身陷健康危機，還超時、高壓、高負載的使用身體，這就是現代人的健康隱憂。

園藝治療不只是輔助療法，更是一種「綠生活」態度，過去常被誤解僅專屬於病患、身心障礙者、行為矯正者、高齡者等，園藝治療也是一般人的預防醫學處方，親近自然、增加園藝活動的參與，除了賞心悅目的美好外，對於增加戶外活動的機會、身體機能活化、促進社交關係、吃到健康的綠色蔬果、紓緩壓力、控制體重、認知功能促進、活化腦神經、遇見土壤中的好菌、維他命 D 的生成、提升專注力、正向情緒、生理覺醒及生理時序的調整等健康促進效益，皆為實證研究發現的結果。

正念減壓、作息規律、健康飲食、活化社交關係等，都有助於免疫力提升，針對無法明確表達、認知障礙、情緒障礙的參與者，可以藉助免疫學的研究方式，檢視施以活動後，對其生心理效益及免疫之影響，作為下次活動設計的參考依據。

園藝療法導入免疫學的教案設計要領

　　園藝療法以親生命性元素作為療癒工具，啟動五官七感的覺察及體驗，其可提供多元活動型態且不拘參與形式、低限制門檻的全齡綠療癒。透過活動傳達（並建立）參與者休閒的習慣「在自由的時間，做想做的事」，多元的探索、個別（單獨）的自我對話形式，發現不一樣的自己與壓力覺察，許多情緒（壓力）需要透過「自我對話」被發現，也可能不一定說得出來，但情緒找不到出口，對於身心影響甚大。

　　提升免疫力的園藝治療活動，設計「情緒出口」的單元，在破壞再建設中（解構再建構），完成自我療癒的歷程，重建正向狀態的自我。同時，園藝治療師必須認知「療癒具有專屬性」，而非提供千篇一律的體驗。透過活動設計及執行方式（流程），達成協助參與者，探索自我適宜的運動（活動），激發樂於接近自然、園藝活動的參與意欲、學習自我覺察、練習注意力移轉、增加愉悅體驗的機會、創造良好的社交互動，皆可沖淡負面的壓力來源，在有形無形中療癒身心靈，進而提高免疫功能。輔助療法可以單方也可複方，有些參與者的情緒狀態（包含用藥及非用藥狀況），無法融入活動參與，或許可以尋求個人的信仰，採以「宗教療癒」，或尋求其他輔助療法專家跨域合作。

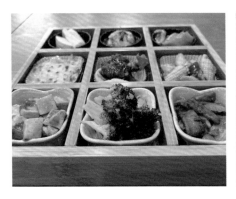 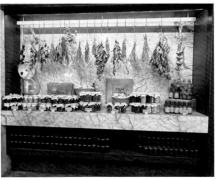

正因免疫提升的園藝治療屬全齡皆宜，無論男、女、老、少，有無障礙都可以依自己的偏好、興趣、專長，運用閒暇時間，進行個人、團體、職場夥伴、照顧者和被照顧者、家庭成員等，不同組成的參與夥伴，都是釋放壓力、關係建立，提升免疫力的療癒方法。身心

　　「快樂要自找」不能期待來自他人給予，觀照自己的健康，避免長時間處在室內或密閉空間（若無法避免，則需定時轉換空間）、走出戶外、增加休閒活動的參與、增加園藝活動的機會，獲取「愉悅情緒」、「滿足感」、「成就感」、「幸福感」等自我創價的正向思維，連結專屬自己的正能量來源，隨時「儲蓄生命正能量」，即是提升自體免疫力的積極作為。

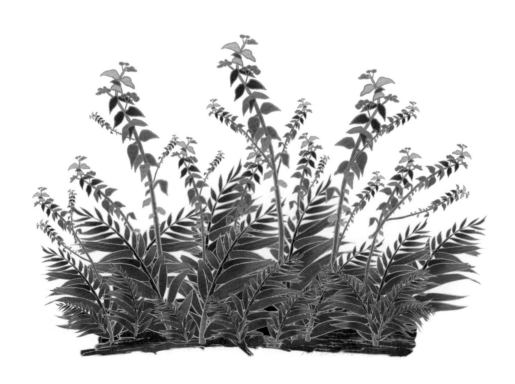

應用在一般人的目標效益

職業婦女、主夫、主婦族群

讓情緒找到出口紓緩壓力、促進親友間關係活化，並建立新的人際網絡、培養興趣及第二專長、新知識學習探索，職涯斜槓的可能、找到（或培養）興趣獲得照顧喘息、增加與他人的話題，持續做一位有趣的人。

社區總體營造

活化社區居民關係、社區環境綠美化，食農教育活化家庭關係、地方創生及文化傳承、有利推動在宅老化的高齡照護及失智照護網路。

市民綠美化講座

培養市民休閒遊憩教育、城市綠美化有助市民健康促進，打造友善城市、在地資源活化高齡整合照顧，延緩失能、高齡友善相關政策、隔代間關係活化及居民社交關係促進。

私人團體封閉式講座

成員紓壓療癒、成員間關係活化並擴展至成員家庭關係活化、吸收跨領域知識有助職能加值或發展斜槓專長、提升成員休閒遊憩參與有助健康促進。

應用在一般人的目標效益

企業員工福利主題講座

吸收跨領域知識職能加值、增加跨部門互動機會，有助企業組織關係活化、提升同仁休閒遊憩參與，紓壓療癒維持身心靈健康、有助同仁家庭關係活化促進、提升企業文化及員工向心力。

優質住宅住戶講座

住戶身心靈健康促進及幸福感、增加親近自然的機會，活化休閒時光、住戶間社交關係活化並增進家人間的話題與生活連結、多元學習達到腦部持續活化、新知識學習探索職涯斜槓的可能。

休閒農業場域體驗式活動

提供遊客遠離日常生活的不同體驗與刺激、吸收跨領域知識與常識，有助員工增能學習、凸顯場域特色與同業差異性達到永續經營、多元學習達到腦部持續活化、紓壓療癒維持身心靈健康。

其他

依照個人或族群條件與需求，調整目標效益，藉以獲得達成感、成就感、滿足感、有用感、幸福感。

應用在亞健康的目標效益

高壓族群

壓力自覺並找到情緒出口、親近自然的休閒參與機會，暫時放下壓力（情緒轉移）、結交新朋友（社交關係促進）、接觸新事物並培養興趣及增加體驗機會、走出戶外增加血清素及維他命Ｄ的生成與獲取（正向生理機轉）。

孤獨感

自我生命覺察找到情緒出口、參與生命照顧生命的機會、親近自然的休閒參與機會、參與活動結交新朋友（社交關係促進）、環境知覺提升接觸新事物。

睡眠障礙

走出戶外有助生理的覺醒，增加血清素及維他命Ｄ的生成與獲取（正向生理機轉）、親近自然的休閒參與機會、培養興趣結交新朋友（社交關係促進）、環境知覺提升接觸新事物、增加身體機能活動的機會。

應用在亞健康的目標效益

社交阻礙

親近自然的休閒參與機會，獲得療癒及情緒釋放、走出戶外增加血清素及維他命 D 的生成與獲取（正向生理機轉）、培養多元興趣及休閒、參與活動結交新朋友（社交關係促進）、增加新事物的學習與覺察，成為有趣的人。

照顧者（各類照顧者）

親近自然的休閒參與獲得照顧喘息、結交新朋友（社交關係促進），發現不一樣的自己（自我覺察）、走出戶外增加血清素及維他命 D 的生成與獲取（正向生理機轉）、增加與人聊天的話題與內容、培養興趣與專長創造斜槓人生機會。

其他

依照個人需求調整目標效益，藉以獲得達成感、成就感、滿足感、有用感、幸福感。

身處自然綠覆環境有益身心健康

　　環境心理學領域許多的研究發現，人與植物的交互作用，無論靜態還是動態，都可能改變人的態度、生理與行為反應，另外也發現僅是觀看自然景觀照片，也可以達到降低壓力以及提升正向的情緒，自然環境可影響人們的健康效益獲得證實。若社區鄰里推動環境綠化栽培活動，不僅提升社區環境品質，創造經驗交流機會，達到社交關係互動，與台灣推動社區總體營造理念不謀而合，美國學者研究發現，街道綠覆率高的社區，會降低犯罪率。

　　現今現代社會發展快速，人們長時間處於高壓狀態，進而影響到全民健康福祉，鼓勵國民親近自然、增加園藝活動的參與（體驗），進而獲得身心靈健康及社交關係促進，發揮敦親睦鄰、社區綠美化、青銀共榮，關心社會議題，進而提升自我價值感知，並藉此推廣環境教育及自然環境之友善宜居福祉社會。這個從自然引發出的輔助療法，在美國發展百年，在日本發展四十多年，台灣則是近十多年已被廣為討論並運用。

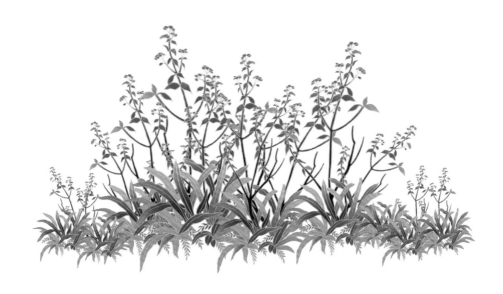

方世華
教授

給園藝治療師的話

園藝治療用在病患、身心障礙者、高齡者等，已有許多良好的成效，是相當值得肯定並推動的活動療法；現代人不分男女老少，長期處於高壓力狀態下而不自覺，這對免疫力提升是種阻礙，壓力也成為健康「無形的殺手」。

人生前 25 年在求學充實自己奠定競爭力基礎，接下來的 25 年為事業家庭打拼，直到壯年期後再來的 25 年為自己而活，75 歲原本已經算是人生大智慧者了，但似乎還要更進化，身為免疫學研究者，提醒大家在努力求學、工作時，除了吃得健康、睡得健康外，多親近自然、培養休閒娛樂、自我覺察釋放壓力，好好照顧自己的免疫系統，建議尚無明顯病症的一般人或亞健康者，要適度的調整生活、工作與休閒活動的比例，讓自己的免疫力維持最佳狀態，提升免疫力靠自己。

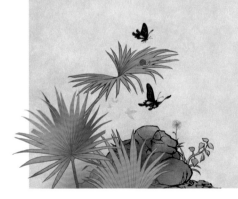

方世華

給園藝治療師的話

幫壓力找出口，幫自己找健康

任何一位園藝治療師，都需要有被自然或植物療癒過的經驗，且持續身體力行。作為一位療癒工作者，我們一樣需要隨時自我覺察，善用自然療癒學療癒、滋養自己、守護自己及家人。

園藝治療師是一份「自助而後助人」的工作，面對自己的人生課題，更需要隨時自我覺察並補充正能量，這不只是一份工作，更是具有使命的志業，所以要走的長久要先觀照自己、愛自己。

「生命會尋找出口，情緒也需要出口」，在承受壓力的當下「自覺」、「釋放」並「找到出口」，達到身體面、心理面的緩解與平衡，以達到「全人型健康」，這是現代人共同目標。透過療癒教案設計，讓上述目標通過活動的儀式感，產生出口並獲得療癒感知。

「生命有其個別差異」、「療癒具有專屬性」，因此園藝治療師需為參與者量身打造，可及度高的療癒活動。自我療癒者，則是多元探索與嘗試，尋找適合自己的紓壓方式與休閒活動，啟動自我覺察及接收療癒感知，提升免疫力維持身心靈的健康能量。

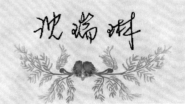

3-3 園藝治療

實踐在「高齡、高齡照顧醫學、家醫」現場

🍃 適用：高齡、家醫、老人醫學

1 健康老化、活躍老化、加值老化。

2 退休生活 — 從「散步」開始。

3 活著就要動 —「健人」就是「腳勤」。

4 療癒即是日常—讓園藝活動成為每天固定的生活習慣。

5 一輩子都要當位有趣的人—透過自然活動參與重新建構友伴關係。

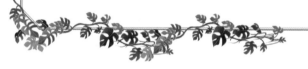

與醫生對談 西野醫生是復建科醫生也是西野醫院院長，同時是幸福養生村的理事長，邀請他與我們對談高齡與園藝治療的實踐。

現職：
醫療法人ふらて會　理事長
社會福祉法人ふらて福祉會　理事長
西野醫院　院長
特定非營利活動法人生きがい創造塾（失智症預防教室）理事長
日本体育協会認定スポーツドクター運動醫師
日本認知症予防研究　理事
日本プライマリ・ケア（初級護理）　審查講師
アメリカ（美國）園芸療法協　認定園芸療法士
勞働衛生コンサルタント　顧問醫師

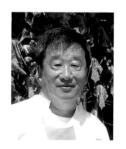

專長：
循環器官／動脈硬化預防醫學、高齡者預防醫學加齡予防創造健康科學、復健科

認識高齡醫學

　　現在的人重視人生規劃，退休不一定是屆齡退休，也可能是企業優退，無論哪一種退休，都還是在相當有活力的年紀，特別是現代人保養得宜、重視養身以及醫療技術的進步，幾歲算高齡？高齡的表徵個別差異也大，所以「健康老化、活躍老化、加值老化」絕對是必修學分。

🌿 高齡如何定義

　　現今我們身處多元且步調加快的社會，隨之而來即是壓力，壓力激增了亞健康的人口數，退休離開職場也不一定可以擺脫壓力。歷經人生成長與求學階段，奠定事業及家庭（或單身貴族）的壯年後，常會開始思考退休及養老規劃，如何才是自己想要的人生呢？退休後就能擺脫壓力嗎？我們無法立即改變大環境，但先顧好自己內在的小環境，讓身心靈維持健康狀態，並覺察每一天中的美好，退休生活，從散步開始吧！

🌿 心中的退休生活是什麼樣態？

　　經歷了學齡期、事業期到壯年期，學習、實踐理想、組成家庭（或單身）、事業打拼幾乎填滿每一天，無不是想著退休後，經濟可以自由、時間自由，來實踐許多人生計畫，幾乎每個人都有一幅自己退休的場景畫面。過去常聽到的是「當我退休後要買一塊地，搬去山上（鄉下住）……」，為了先練習未來日常，「城市農園」、「城市農夫」、「我家菜園」……的農務體驗模式陸續出現。隨著年紀漸長，又開始發現，年長後身體機能狀態取得主控權，高齡者離都市而居出現許多阻礙，舉凡醫療資源、交通移動的可及性、社交關係等。

🌿 多元的高齡宅體形式

隨著社會人口結構改變，少子化＋高齡化社會的演進，官方提出的青銀共生宅，民間集團的二代宅、集合式多元養生宅，因市場需求孕育而生。世代變遷價值觀也隨之改變，不再將養生村視為被遺棄的老人村，而是提供高齡後的需求住宅。想要優雅老化、活化老化，需要的不再只是住，而是滿足「食衣住行育樂」的養生健康莊園，提供飯店式經營管理、隨需而醫的醫療，住宅空間如度假般的綠覆環境，實踐日常即是療癒的生活模式。

🌿 生活在綠覆環境中，常態的參與園藝治療活動即有感幸福

相信每位努力打拼認真過生活的人都期待一個幸福、安適的晚年生活。在這高齡化、少子化的世代環境下，如果將這個期待託付在子女身上，也可能是他們的負擔。所以「健康養生村」成了全球的重要產業，因為這樣的設施機構，可以為高齡者、獨居者帶來幸福、安適的老年生活，2010 年 6 月初我親自造訪，日本九州福岡的西野醫院以及惠迪館，這裡包含復健醫院、一日服務、養生村（分需要照護棟、獨立生活棟），之後我來過數次，2023 年 4 月疫情剛過的這年，我再次到訪，每一次來都有不一樣氛圍，但感動和幸福感只增未減。

西野憲史醫生：「身為醫生，除了提供病患用藥打針手術的必要醫療外，復康之路有園藝治療及其他輔助療法陪伴，為病患帶來正向情緒優化復康日常。」

高齡者的老年生活該如何過才健康？

在沒有疾病影響的情況下，身體功能也會隨著年齡增加而退化，但是自然老化卻不至於影響個人獨立執行日常生活活動的能力。事實上我們認為可能是老化的症狀，卻是疾病的表現，甚至可能是疾病早期的唯一表現徵兆。並且高齡者一個症狀，可能並非由單一因素，而是由多個原因所造成的，再加上高齡者的疾病常合併有許多其他方面（如心智與社會方面）的問題。

因此「周全性的老年醫學評估」（comprehensivegeriatric assessment，簡稱 CGA）就顯得重要，這個評估全面而詳盡找出高齡潛在的所有問題，超越傳統上醫學僅針對疾病方面的評估，而需包括心智、情感、功能、社會、經濟、環境、以及心靈方面的評估。

西野醫師提供兩個圖表一、「導致高齡者的生活能力低下成因」、二、「身體機能低下與非藥物療法的意義」，讓大家理解導致高齡者生活低下的原因，以及透過非藥物療法導入的可能效益。

🌿 導致高齡者的生活能力低下的成因

隨著年齡增加，日常生活的動作將會發生變化。

·身體機能、經濟能力受到限制 ·與社會的關係及聯繫減少 ·活躍的場域減少	→	·身體活動力低下 ·精神活動力低下 ·社交能力低下	→	意志消沈

高齡者在面對不可知且無法掌握的未來、身體的不自由度增加、經濟的限制或來源縮減、失去老伴、身邊的友人或親戚死亡的高頻率，甚至是自己身體的病痛等，這許多內外在環境，都是影響高齡生活的因素，所以高齡者會有著不安全感與未知感，如何讓他們可以安適的享受晚年生活？

　　台灣有原委會、客委會、衛福部、農業部、農村發展及水保署以及民間團體，成立各類高齡陪伴或照顧單位，例如：日照中心、社區巷弄長照站、社區據點、文化健康站、樂齡學習中心、伯公照護站、農村綠色照顧站、住宿型照護機構、樂齡養生村、健康莊園等，不再只是提供三餐、醫療諮詢、復健、看護等這些基本的需求而已，而是在基本的條件外，提供定期、達成目標的活動企畫、節令性且具有趣味活動。無論活動主題如何豐富，導入園藝治療的「綠陪伴」技巧、搭配長者個人可及能力的活動，讓長者願意持續參與、持續活化，才是高齡健康照護的最終目標。

身體機能的低下與非藥物療法的意義

非藥物療法（替代醫學或另類醫學）

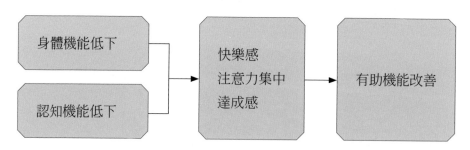

透過活動參與過程是社交關係發展的第一步，例如園藝活動中的栽種成果，無論是蔬菜、花卉、果實，都會給人成長的生命期待與認識生命的真諦，栽種過程的除草、疏苗、扦插、澆水、修剪這些都有助於身體機能活化，植物成長後的成果獲得成就感、與人分享成果提升社交關係。「綠栽培」園藝活動提供五官七感的活絡，植物的季節性提供了「季節感知」，高齡者園藝療法必須導入日常生活，而不只是活動，更是一種「綠陪伴」形式。

園藝治療導入高齡醫學如何執行？

危害高齡者健康除了老化或生活習慣病外，因為社交阻礙間接或直接影響的有高齡憂鬱症、高齡自閉症、社交孤立或稱社交隔離（Social isolation）、失憶症等，高齡者退休後的人際關係變少，或因為交通、行動阻礙所致宅不出戶後的風險。

透過高齡的園藝治療活動參與，活化身體機能、心理的正向思考力，還有社交關係活化，才能達到「活躍老化、健康老化、加值老化」，也延緩失能狀況發生。因為身體機能的病徵表現明顯，所以就醫率高，然而高齡者的心理健康狀態常被忽略，這需要從日常觀察陪伴發現，高齡的園藝治療活動我特別重視「綠陪伴」，無論有機體或無機體的各種陪伴元素與形式皆可，重要的是本人有感被陪伴的心靈安定。

高齡的園藝治療活動設計，必須從認識高齡者的身心理開始，輔以適合的活動設計，引發活動意欲，維持身體機能及社交關係。園藝治療師本身對於栽種的相關技巧必須具備專業度，給予正確的知識與示範，安排專人陪伴「綠栽培」活動，否則一再地失敗經驗，產生的挫折感修復期較長，甚至自此拒絕參與，必須謹慎處理，高齡者不同於孩童適用的錯誤中學習。

西野醫師：「高齡者的相關身體機能、心理環境介紹與分析，提供園藝治療師在規劃前對高齡者的了解與認識參考，有益於園藝活動的規劃。」並以圖表方式，提供了「高齡者的健康生活法則」、「創造屬於個人的生活模式」兩個圖說，有助園藝治療師在設計高齡者園藝治療活動前的理解。

🌿 高齡者的健康生活法則～「情緒」決定未來

情緒狀態

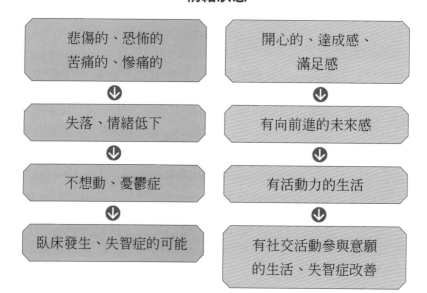

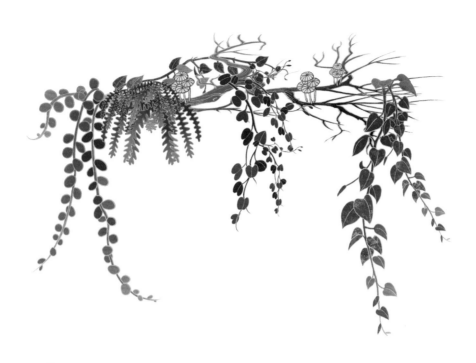

🌿 創造屬於個人的生活模式

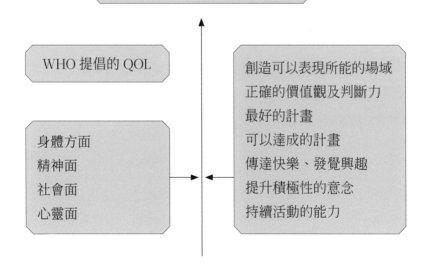

QOL 提升生存的目的與意念

WHO 提倡的 QOL

身體方面
精神面
社會面
心靈面

創造可以表現所能的場域
正確的價值觀及判斷力
最好的計畫
可以達成的計畫
傳達快樂、發覺興趣
提升積極性的意念
持續活動的能力

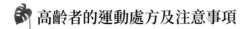 **高齡者的運動處方及注意事項**

　　經學者進行高齡者運動測試研究後發現，普遍而言高齡者的體適能有下降趨勢，且個別差異極大，需經專業醫師檢測判定。若是有慢性病或活動力低下，最終會導至體適能下降，因此量身打造適合高齡者的運動處方對於老年健康是重要的。

認識老年人體適能變化

休息心跳	←→	最大攝氧量	▼
最大心跳	▼	肌力	▼
最大心輸出量	▼	柔軟度	▼
休息及運動中血壓	▲	體脂肪	▲

運動的持續時間：

❶ 運動的效益會累積，故無須連續運動，可採運動時間短，但一天多次的運動方式，如一次 10 分鐘，一天三次，也等於一天 30 分鐘的運動。

❷ 欲提高「運動強度」前，應先增加運動持續的時間。

運動頻率：

❶一週至少三次，且需採隔日運動。

參考許智欽、黃美涓 2003 所提出的「老年人之運動處方」之研究中，將其研究結果融入園藝治療概念後，整合出對照參考表格，可以作為園藝治療師的活動設計參考，以下表格為綜合對照運動（活動）建議。

高齡者的運動型態 VS 園藝活動建議

學者研究結果建議	園藝治療活動建議
運動型態	參與活動建議
•不能增加額外負擔於「下肢骨關節」	•田間活動、造景時，不搬重物、盆栽、整地作業要避免。 •拔草、疏苗等作業時，可提供板凳並定時起身伸展。不適彎腰、蹲等動作者，提供「高床」替代田間作業。
•以在平地步行運動為較佳的選擇。	•戶外活動，以花園形式或緩坡野外。 •採收活動，莢果類或支架型態成長的蕃茄、菜瓜、玉米等都會是適宜步行及伸展的園藝活動。
•可以考慮水中運動或健身房騎腳踏車。	•準備座椅或高花台（花台搭配需考量使用者為一般、輪椅、枴杖等所需高度不同）的栽種方式。 •花台台面加寬，可當座椅使用，讓使用者可以坐在花台上進行作業等，都可以減輕下肢負荷。 •活動空間的鋪面安全、扶手欄杆、休憩設施。

高齡者的運動強度 VS 園藝活動強度建議

學者研究結果建議	園藝治療活動建議
運動型態	參與活動建議
• 運動的強度選擇，以「輕度」運動開始。	• 活動避開田間活動、拔草、疏苗等作業時、不搬重物或盆栽。 • 可進行花園或中庭等的一般管理、採集、採收活動。 • 提供「高床」替代田間作業。 • 室內型態的活動為主，盆栽組合、栽培繁殖、設計、葉拓、料理等。 • 蔬菜栽培可改為育苗盆形式，替代田間栽培。
• 促進高齡者健康的運動，僅需「中等運動」強度即可。	• 戶外活動，以花園形式，選擇戶外活動時需注意環境坡度。 • 活動的時間與休息時間的搭配，約每30分鐘休息5～10分鐘，依活動內容進行調整。 • 田間採收活動，莢果類或支架型態成長的蕃茄、菜瓜、豆類、玉米等都會是適宜步行及伸展的園藝活動。
• 「最大心跳」：以年齡預估的最大心跳為佳。 • 高齡者運動處方以「最大心跳」為標準，較「保留心跳」佳。	• 活動前先進行心跳及血壓量測，並做紀錄。 • 由於個別差異大，建議活動進行中，進行量測記錄，可以立即掌握狀況外，也可統整成個人活動的最大心跳表，提供日後活動參與參考。 • 活動後再進行心跳及血壓量測，並做紀錄。

備註：(1) 最大心跳率（MHR）＝ 220 －年齡．保留心跳率（HRR）＝ MHR － RHR
　　　(2) 注意有無服用影響心跳的藥物。

園藝治療導入高齡醫學的終極目標為何？

2020 年國際醫學期刊《刺胳針》（THhe Lancet）發表一篇「Dementia prevention,intervention,and care」（失智症的預防、介入與照護）文章中提出，失智症的危險因子，除了遺傳基因外，還有中年及高齡後的危險因子，其中的「憂鬱」、「少動」、「孤獨」、「環境空汙」這四項特別引起我關注，園藝治療活動正可促進並提升活動意欲，增加身體的活動、植物栽培的機會、進入高綠覆率的環境、促進社交關係，透過「融入→體驗→共鳴→分享」的歷程，自然而然將參與者帶入療癒情境。

2022 年我和研究團隊，在 SCI 發表了園藝治療介入高齡者的研究發現，參與園藝治療活動後，長者的生活滿意度、心理健康和幸福感的主觀感受皆得到提升，長者的睡眠品質也獲得了改善，且無論有無失智症（不同程度），他們皆享受於園藝治療活動，且園藝治療介入後，免疫球蛋白 A、α- 澱粉酶和乳鐵蛋白水平顯著增加，唾液免疫相關蛋白質增加，可預防上呼吸道感染疾病。（Jui-Ling Shen, Bao-Lien ,Hung & Shih-Hua Fang，2022）

以園藝治療教案作為高齡健康醫學中，提升活動意欲的催化劑，是一種單純又自然的媒材，且具有持續自我療癒的續航效益，這就是將「園藝療癒成為日常、時時啟動自療力」，維持生活自理能力並豐富精彩橘世代的新人生。

園藝治療導入高齡醫學的教案設計要領

城市與農漁林山村的園藝治療設計有別嗎？
高齡者健康養身不假他人之手，可以自己來。

🌿 農村高齡長輩推動「綠色照顧」建議

綠色照顧課程要先從「班級經營」開始，解構再建構農村長輩間的關係，建立同班長輩間的關係，並創造重新認識彼此的機會，在分組活動設計中學習「協同合作」，透過教案中的「互助」關係，感受「接受幫助」和「幫助他人」，是很自然又溫暖的互動關係。

高齡者因年長後，身體機能改變，加上羞於提出協助需求，漸漸的可以做的事受到限制後，成了生活日漸無感溫度的進程，因此重新建立鄰里居民關係，「遠親不如近鄰」是推動在地安老的農漁山村的要點，所以在推動農村綠色照顧時，首要釐清服務對象（個別差異點）與需求，作為規劃農村綠色照顧課程的依據，絕對不可當成手工藝培訓班模式進行，而是一種透過「綠陪伴」方式，導入各種學習可能，這種「學習」是透過體驗自然而然的獲得，真正落實「活躍老化」，「新知學習」是長輩們持續做一位有趣的人所需要的養分，對於家人及代間關係都可獲得改善。

綠色照顧或高齡照顧服務在「懷舊」、「在地」以外，需要加入更多新世代元素，才能降低世代隔閡，園藝治療課程主題必須融入活日常，綠藝術、綠藝術、綠用品、綠飲食、綠遊戲、綠旅行……等，讓每堂綠色照顧站課程成了長輩們的日常期待，及家人聚會時的話題，長者拿回日常話語權。

🌿 城市裡的加齡自然療癒建議

寸土寸金的城市中，也是蘊含許多綠意的，自然療癒力存在於方寸之

間，建議城市居住者，可以增加走進戶外的機會，舉凡住家周邊鄰里公園、校園等，都是蘊含綠色療癒力的場域，或者，您提早一站下車，步行散步遇見不一樣的風景；如果體力、時間及交通距離允許，前往自然林等自然景觀豐富的處所，來個療癒「綠旅行」，可以呼朋引伴也可以參加社團活動方式，對於人際關係活化、五官七感覺醒、身體機能活化、學習新知，啟動遠離日常生活的療癒（being away）。

在加齡的「綠旅行」中，建議善用「輔具」，例如登山杖、行動椅、輪椅等都可以增加旅程的舒適度，減低體能的負荷，降低休閒參與阻礙，活著就是要動、「健人」就是「腳勤」，是給城市加齡者的建議。

🌿 「森林療癒」不是登山，五官會自己接收正能量

「森林療癒」也是多年來的熱門療癒方式，不同於「登山」需要體能和下肢肌耐力的考驗，而是只要到健康森林中，五官七感即可啟動感知接收森林浴中的芬多精、水體旁的負離子、聽見自然音，以及蒼翠寬闊的森林景緻的視覺療癒，進入森林只需要帶著隨意遇見的自在心，「隨喜接收自然要給我們什麼？而不是想要到自然做什麼？」，實驗研究證實，進入自然環境中，可以讓人快速修復疲勞及壓力釋放。

🌿 一般退休人士、高齡者

一般屆齡退休者或高齡者，體力或許不如壯年期，或有些慢性疾病，但活動力、社交力、學習力皆佳，所以安排每週 333 原則的基本活動量，持續身體機能延緩退化、持續學習力及社交關係（維持或拓展），也是維持身心靈平衡健康的要素。發揮個人過去專長或生命經驗讓能力持續展演、參與個人感到有趣的事物、知識性學習（新知）、參與社會公益的活動等，讓本體資源活化—「加值老化」，除了讓腦力及體力維持，無需在「等待」子女下班（回家）中度日，而是享受時間和經濟都自由時，專注在自己的人生、活出自我，退休生活可以豐富而精彩。

活動設計注意事項

由於一般退休人士、高齡者們過去有許多的生活經驗與生命智慧可以傳承，與兒童或青少年混齡活動，透過童青銀齡的活動參與，孩子也可學習長者的智慧、與長者的相處之道，而高齡者也因孩童陪伴，而提高活動力與意欲。另外，定期辦理園藝治療成果發表、關懷或分享類型活動，可以讓長者持續有自我展演的舞台，活化過去專長及職場專業、分享生活經驗及豐富的生命智慧，感覺自己的價值與被肯定感，減低高齡憂鬱與社交隔離狀態，並有助五感及腦神經活化。

活動的流程與內容，須容易理解且明確、不可安排過度負荷（體力、腦力）的工作，並在活動進行中給予適度的休息，注意活動場地距離洗手間的距離（要近）且標示要清楚。當活動進行時，多用鼓勵性的詞彙，注意活動速度不宜急躁，還有切記不可以惹老人家生氣（本身疾病因素的情緒問題除外），情緒通常是影響活動參與意向的關鍵。

「綠栽培」中的播種活動，接續成長歷程、開花、結果、採收等栽種經驗，屬於短期期待的活動，可降低高齡者對於未來不可預知的不安與恐懼，這類持續每天照顧的主題，可以養成每天固定的生活模式，在照顧植物中滿足被需要，且創造學習的機會，並感受植物的成長與喜悅的美好體驗。

適合的園藝活動建議

活動環境建議：只要安全無虞、非極端氣候時，田間、花園、陽台、室內環境、步道、戶外郊遊、公園、花園、森林、綠覆的空間皆可。

活動內容建議：可採多元的活動形式，滿足不同需求，若無個人因素考量，可參與的活動較無限制。主題必須結合季節感知元素「節令」、「當令」、「懷舊」、「在地文化」人事時地物之活動規劃，與過去生活記憶、

情感連結較易產生共鳴，待穩定參與後，宜加入一些新世代元素、話題與體驗，降低代間隔閡。

活動設計教案：聊天會、花園音樂會（卡拉 OK）、成果分享會、彩繪、戶外採集活動、登山健行、採收活動、田間或盆栽蔬菜或植物栽種、各式盆栽組合、移植盆栽、疏苗、定植、花藝設計、香藥草栽培及應用、節令食品製作或活動參與、拼布、陶藝、壓花、寫生繪畫、天然素材藝術創作皆可。

適合使用的工具：依照活動主題搭配。

不適合的園藝活動

❶ 田間露地進行農耕作業、整地、除草、採收活動等，體力消耗大的活動較具風險。若因活動需要，不宜時間過長，建議設計在 30 分鐘以內，需視個人體能狀況進行調整，過度勞累的活動無法產生快樂感。

❷ 不適合盛夏或冬季低溫極端氣候的戶外活動，避免進出溫差大的空間轉換（夏季戶外宜選擇遮陰通風舒適空間，冬季戶外宜選擇陽光照射的溫暖環境、室內、舒適溫室等環境）進行相關園藝活動。

❸ 避免運搬盆栽相關粗重、攀高或高頻率彎腰的工作。若為打造花園、陽台改造等活動主題，可搭配年輕人或委外派工協助進行。

🌿 高齡失能者（在宅、日照中心、小規模多機能、照護中心）

高齡失能者在日常生活上，需要提供較多的陪伴與協助，照顧者的負擔也較重。因為身體的不自由度，讓高齡失能者在情緒面也較為低落，因此如何發揮尚有的能力更顯重要，轉移對於失去能力的沮喪，增加更多事物的參與可能，有助維持有用感的自尊，同時也降低照顧者的壓力。

園藝治療活動所需的能力，其實和日常生活能力重疊性高，例如挖土的動作和湯匙杓物相似，若參與者需要訓練用餐能力，即可設計用湯匙（與飲食用同款）挖土換盆，進行「綠栽培」活動，透過活動反覆操作獲得練習，轉移注意力至植物的生命成長與期待，維持心情愉悅的體驗過程，不感壓力並樂在其中，這就是「將治療化為日常，不見治療感的治療教案設計是療癒的開始」。

若肢體完全受限的高齡失能者，需要有階段式的活動進程，可先善用過去經驗與智能，作為提供「出嘴」的創意者、引導者，也是一種參與形式，之後再輔以輔具的運用，他可能會樂於用不便的肢體一同參與田園樂，我們唯有帶著「相信」、「同理」、「鼓勵」，才能讓高齡失能者跨出自己心中的坎，這是園藝治療師應該努力的。如果失能的參與者，同時伴隨情緒障礙狀況，可能參與意願更是低下，那麼讓他坐在團體旁，作為一位從旁觀察者也是一種參與形式，絕對勝過角落獨處的隔離失落。讓高齡失能者一同參與或協助日常的工作，才能降低照顧者的照顧壓力，也是被照顧者重要療癒與生活自立訓練的過程。

政府依照照護需求提供各類單位，小規模多機能為其一單位類型，服務目標是提供失能、失智症者多元照顧服務。所以套用上述建議，小規機的照顧場域規劃，已經不再只考慮無障礙、護理照顧需求而已，室內必須有帶入自然光源的空間、自然空氣對流引入室內、活用光源佳的戶外空間（露地、陽台皆可）、提供符合「家」元素的多功能使用的空間等，且空間設計與日常活動需求是整合性的設計，而非特別移至特定的教室空間（戶外活動除外），在日常照護場域即是園藝治療活動場域，例如開

放的廚房空間進行「綠飲食」、餐廳長桌即是多功能活動桌，讓住民或接受服務者，可以在熟悉的空間中，體驗不同形式活動且多元的參與形式。

高齡失能者的生活自立與心理健康一樣重要，並且互相牽動著，讓高齡失能者參與一些能力可及的日常活動，例如植物採收、整理花園、佈置空間、揀菜、清洗工作，甚至是環境整理工作，都是健康促進與活化，反而是提供太多的服務，會加速各面向的退化。

如果在開放式的廚房，讓失能長輩一起參與料理食物的準備過程，照服員和長輩一起邊做邊聊天、長輩同儕間談笑互動，烹調料理的過程充滿各式的刺激效益，煮食的氣味引發大家對料理的期待，對於有牙口及吞嚥問題的長輩，「飯菜香」就是啟動食慾與期待，提高飲食的意欲，所以無論是在宅或任何形式的照護團體，園藝治療活動設計都是融入日常中，才能達到生活自立並不增加照護負擔的推動模式。

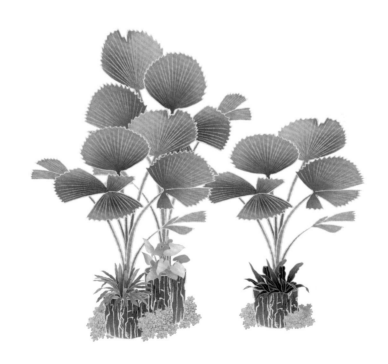

活動設計注意事項

適合的園藝活動建議

活動環境建議：只要安全無虞、非極端氣候時，花園、陽台、室內環境、步道、戶外郊遊、公園、花園、森林、綠覆的空間皆可。

活動內容建議：可採多元的活動形式，各式居家日常的活動都是適合的教案，搭配輔具的協助提升參與意願，若無個人因素考量，可參與的活動較無限制。主題結合季節感知元素「節令」、「當令」、「懷舊」、「在地文化」之人事時地物之活動規劃，與過去生活記憶、情感連結較易產生共鳴。

活動設計教案：聊天會、花園音樂會（卡拉 OK）、成果分享會、彩繪、戶外採集活動、採收活動、高床式盆栽蔬菜或植物栽種、各式盆栽組合、移植盆栽、疏苗、定植、花藝設計、香藥草栽培及應用、節令食品製作或活動參與、天然素材藝術創作皆可。

適合使用的工具：依照活動主題及個人需求搭配輔具。

不適合的園藝活動

❶ 田間露地進行農耕作業活動有風險，不宜參與。

❷ 不適合盛夏或冬季低溫極端氣候的戶外活動，避免進出溫差大的空間轉換（夏季戶外宜選擇遮陰通風舒適空間，冬季戶外宜選擇陽光照射的溫暖環境、室內、舒適溫室等環境）進行相關園藝活動。

❸ 若有花園、陽台空間可增加園藝參與時，請架設高床、水龍頭及洗手台的高度設計、澆水器的定量處須製作明顯標示，避免手腕過度承重負載造成二度傷害或風險。

應用在高齡者的效益目標

一般高齡者（在宅）

接收新知持續當一位有趣的人、休閒興趣培養維持並開拓社交網絡、提升學習力，腦部活化及身體機能活化、上下肢肌耐力訓練，延緩老化及延緩失能風險、增加走出戶外及親近自然的機會，維持正向情緒。

一般高齡者（養生莊園）

體驗生活持續當一位有趣的人、維持休閒並培養興趣，結交新朋友、提升學習力，腦部活化及身體機能活化、上下肢肌耐力訓練，延緩老化及延緩失能風險、增加走出戶外及親近自然的機會，維持正向情緒並適應新的生活空間。

老老照顧家庭

共同參與活動，增加兩佬生活話題、維持休閒培養興趣並開拓社交網絡、增加親近自然的機會，有助身體機能活化、自給自主的生活模式，延緩老化及延緩失能風險、維持週期休閒活動，減少對子女的依附感行為（期待＆失望落空）。

應用在高齡者的效益目標

農（漁）村高齡者（在宅）

讓長輩貢獻個人所長，發現自己尚有的能力、自給自主的生活模式，延緩老化及延緩失能風險、重建農漁村居民關係網絡，成為最強的在地互助網、接收新資訊，有利親子間關係活絡及隔代間話題連結、維持週期休閒活動，減少對子女的依附感行為（期待＆失望落空）。

長青學苑

活動意欲提升，結交新朋友、學習新知持續當一位有趣的人、增加親近自然的機會並提升正向心理、食農養身健康教育，延緩老化及延緩失能風險、增加生活話題，提升家人間的話題與生活連結。

樂齡中心

學習新知持續當一位有趣的人、維持休閒培養興趣，並開拓社交網絡、食農養身健康教育，延緩老化及延緩失能風險、接收新資訊，有利親子間關係活絡及隔代間話題連結、維持週期休閒活動，減少對子女的依附感行為（期待＆失望落空）。

應用在高齡者的效益目標

原村高齡者（原村）

村民關係活化、發展原村遊憩，增加收入、展現過去強項能力並傳承、傳承原鄉文化保存及地方創生、綜合上述目標達到腦部活化，延緩老化及延緩失能風險。

高齡失能者（在宅）

優化照顧者與被照顧者關係、持續維持社交網絡，同儕支持、發現自己尚有的能力（有用感）、紓緩病程壓力，增加正向情緒、持續身體機能活化，維持生活自立。

高齡失能者
（日照中心、小規模多機能、護理之家）

優化照護品質，提升滿意度、持續維持社交網絡，同儕支持、增加高齡失能者與家人的話題、持續身體機能活化，維持生活自立、失能長輩與照服員間的關係活化，減輕照服員陪伴負擔。

其他

依照個人、族群、團體各自條件與需求，調整目標效益，藉以獲得達成感、成就感、滿足感、有用感、幸福感，提升生活滿意度。

「綠陪伴」是高齡最溫暖的需要

在活動觀察中，參與者因為個人身心狀態不同，所以活動意願有差異性，主動積極參與的長者，工作人員陪著一起參與話家常。意願低下的參與者（例如社交阻礙、患高齡憂鬱症），工作人員則是耐心的陪伴與引導，自導自演的進行一對一的活動，有時不經意的提問或遞工具試探參與者此刻參與意願，就是這樣溫暖的陪伴，處於鬱期狀態的長輩願意動手，在活動意欲低下狀態慢慢完成作品，這也是參與的一種形式，制式或強迫性的活動帶領是無法達到療癒可能，甚至觸發負面情緒，即失去鼓勵活動參與的初衷。

您看過日劇「風之花園」這部電視劇嗎？我每看必哭，但又愛看，劇中細膩的人際互動、醫病關係、臨終關懷、居家照護，總是牽動心中的情感與感動，如果認為那只是一齣電視劇情，現實生活中難見這樣的醫病關係嗎？只要來到西野醫院您就會發現，除了頂尖的醫療團隊，這處處可見溫情的「優しい病院」（親切的醫院），優質老年退休生活，是這般有尊嚴又自在

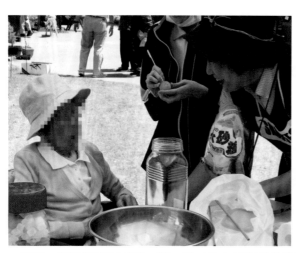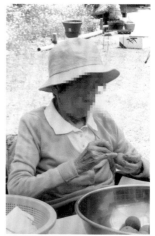

一開始，婆婆嘆著氣不發一語，但工作人員還是堆滿著笑容與她交談，「妳很累嗎？」、「沒關係休息一下再做」、「再刺幾個梅子就快好了！」，就這樣無論婆婆理不理她們，依然是堆滿笑容。過了一會兒，婆婆才又開始在刺梅子了。

的實際上演中。西野院長說：「高齡者過去為了社會努力且付出了青春歲月，對他們我們該心存感恩，老年生活應該更受重視與關懷。」、「高齡者對於未來的不確定性，及無法規劃的未來有著無力感與恐懼，所以給予自信、陪伴、關懷，並搭配能力可及的活動規劃，對於高齡者都是很有益的生活方式。」

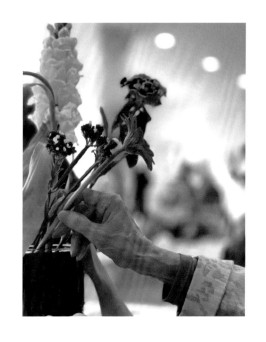

就是因為懷著視病如親、柔軟而細膩的同理心，所以西野院長及夫人帶領的醫療團隊，總是可以讓每位來到院區長者，無論是接受治療、住院、參加一日活動、養生村的人展顏歡笑、細說心事、熱情參與活動並且完成分工合作的目標事務，這對於生病或因年長生活圈日漸狹小的族群而言，「心理健康」、「社交能力」的提升有很大的效益，生理影響心理，所以高齡者的照護必須兼顧生理與心理狀態，而非僅有病治病，才能落實全人型健康的高齡照護。

台灣也面對高齡化、少子化的考驗中，近 20 年醫療體系或集團都推出養生村、健康智慧園區的規劃，結合「隨需而醫」的醫療服務外，環境綠覆率、休閒活動規劃，以及智慧型照顧系統等，讓高齡後移居養生莊園不再是孤單的無奈，而是追求人生質量的時尚選擇，官方也推出青銀住宅，相信導入「綠色照顧」的綠陪伴的退休宅、養生村、智慧莊園等，幸福老化、活躍老化、自主老化、尊嚴老化、快樂老化、優雅老化，已經在台灣落實了。

給園藝治療師的話

讓高齡者「動起來」即可產生愉悅的因子，無論是身體的活動還是腦部的活動，都是有益且維持身體機能、延緩老化、遠離高齡憂鬱、遠離高齡自閉、失智症的自然醫學處方。

懷舊或學習體驗以前沒有的生活經驗、各種可能提高活動意欲的方法、陪伴產生的安全感、設計社交活化的活動、隨時審視生活環境的安全、過去生活經驗的展現（個人強項能力）等，都是可以讓高齡者保持愉悅的心情以及延緩老化。我們的養生村會依照每季、每月、每週、每日設計不同且有趣的主題，讓長輩自由選擇並參與。期待您也可以為高齡者規劃出一系列感知幸福的體驗時光。

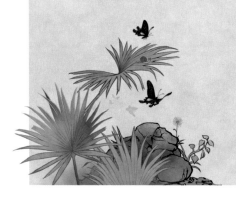

西野憲史

K. Nishino M.D.

西野醫院的高齡者一日活動規劃

時間	內容
10:00	集合、開始 ◆講義問題（一小時）、百的質量計算、成語縱橫字謎、漢字縱橫字謎、大家來找碴（尋找圖、文章錯誤）、記憶考驗（圖、單字）、俳句等。 ★料理活動（作點心、麵包）★王牌遊戲★撲克牌（自選）
11:00	◆運動40分鐘 ★室內運動 ・直線跑步10分鐘・拉筋伸展10分鐘・韻律體操10分鐘 ★戶外運動散步
12:00	午餐、餐後收拾工作
12:40	◆看電視、遊戲15分鐘 ◆連絡事項說明、聊天、發放講義等
13:00	◆趣味活動90分鐘 ★陶藝、紙黏土★明信片彩繪、顏色塗鴉★園藝★壓花 ★剪紙★書道★拼布★編織籃子★串珠（自選）
14:30	◆製作個人學習日記 （手寫記錄及活動中的紀錄相片，圖與文字的搭配，幫助記憶或回憶學習的內容）
15:00	結束、解散
其它	◆一天的戶外活動（參觀美術館、博物館、爬山健行） ◆聊天會（在戶外辦理）

給園藝治療師的話

長者通常有豐富的植物栽種經驗（當然也有完全沒有的），應該「借力使力」看見長者的優勢並活化，不可使用命令、強硬性規範方式（建議軟性引導），更不可呼攏長輩，當然也不是讓長輩為所欲為的放任、配合、取悅，而是一起教學相長。

在一次大型演講的場合，有位社工師與我分享，過去辦理園藝治療活動經驗，她覺得園藝治療不適合農漁山村長輩（或過去有農務經驗的長者），參與過程參與意願不高，還有位長者帶著不悅的心情說：「我們是老了，不是憨了，不要把我們裝孝維（台語／惡搞的意思）」，讓團隊沮喪且後續三年不再辦理園藝活動，這就是不當設計，一次就很難喚回下次再參與，園藝治療師不能不引為警惕。

園藝治療不只是園藝活動，更不是手工藝訓練課，是場可以感受療癒的幸福時光

所有的園藝療癒教案與形式都可以複製模組，唯獨「綠陪伴」是從「心」出發的能力，唯有抱持「同理心」、帶著「理解」與「相信」的信念，才能引發參與者的活動意欲、與自然（植物）產生共鳴的內在心理感受，達到身心靈的健康促進，成就一場具有治療（療癒力）的高齡園藝治療活動，因應每位參與者需求和興趣不同提供綠栽培、綠飲食、綠藝術、綠用品、綠旅行、綠導覽、綠體驗、綠遊戲、綠生活……等，親近自然、人文、風情、藝術、園藝活動，融入生活日常與健康概念，導入「綠

陪伴」技巧，搭配個人可及能力的活動。一場活動需要面面俱到，舉凡場地適宜性、環境溫度舒適度、空氣流通度、環境音是否會干擾、擴音設備的音量與音頻舒適度、背景音樂選擇、活動主題的適宜性（參與者可及能力及材料工具安全性）、參與人數（包含工作人員＋陪伴者，人數與空間總量舒適度考量）、陪伴者需理解如何陪伴參與者、園藝治療助教（HTA）人選的適宜性等，才能讓高齡園藝治療活動的健康效益完整顯現。

園藝治療教案作品如何提供不同能力的參與者？
考驗著園藝治療師的專業

園藝治療活動主題並非專屬於特定對象，同一個主題作品也可能提供不同的參與者參與，只是園藝治療師必須針對對象的個別差異，進行輔具準備、改變備課方式、修正活動流程、變更材料設計，以達到參與無阻礙的愉悅體驗，所以園藝治療活動是針對參與者量身打造的活動設計，具有療癒或治療的目標，且由具有園藝治療師的資格者方可帶領，才是園藝治療活動，否則僅能稱為園藝活動、健康園藝活動。

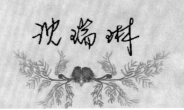

3-4

園藝治療 實踐在「復健醫學」現場

🍃 適用：復健

❶ 「用進廢退」—身體機能活化。

❷ 「發現自己尚有的能力」—正念能量。

❸ 「園藝療癒成為日常、時時啟動自療力」。

❹ 「提升活動意欲」—漫長復健之路的陪伴。

❺ 「接納此刻的自己」—發展職能與再造可能。

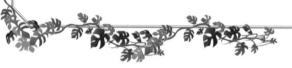
與醫生對談 園藝治療導入復健醫學跨界合作，邀請知名的復健及運動醫學權威許宏志醫師與我們對談。

學歷：
台北醫學大學醫學系、中國南京中醫藥大學中醫碩士
長庚大學臨床醫學研究所博士、美國西雅圖華盛頓醫學中心
芝加哥復健中心研究員

專長：
林口長庚醫院復健科主治醫師
嘉義長庚醫院復健科、嘉義縣兒童發展中心主任
台灣復健醫學會、台灣運動醫學學會監事
台灣跆拳道運動學會、台灣肌痛學會理事
台灣早期療育學會常務理事、台灣綠色養生學會理事長
國家運動選手訓練中心特約醫師

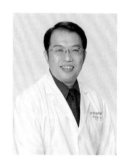

認識復健醫學

復健科的範圍包含：一、各類軟組織疾患與疼痛。二、神經系統方面。三、兒童發展遲緩或障礙問題。四、心肺呼吸相關疾患問題。五、骨骼相關及疾患問題等五大類。

許多人都有扭傷、腰酸背痛、肩頸僵硬等症狀，求助復健科的經驗，但對於復健醫學的認知顯然有限，讓我們一起來認識復健醫學，以及如何結合園藝療法讓患者在復康之路，可以充滿喜悅、滿足及活動力，並重獲生活的基本「功能（Re-have）」與「能力（Re-able）」。

復健醫學早在1900年代初期由美國開始，源自一群關心世界大戰後傷兵各類照護的醫師，後來航太醫學等物理醫學研究的醫師加入，因此合併了物理醫學研究與臨床治療所以也稱為「物理醫學與復健」。「物理醫學與復健（physical medicine and rehabilitation 簡稱 RM&R）」。

復健是利用各類專業醫療技術，包含光、聲、冷、熱、電等物理治療因子與各種治療性運動加上義肢裝具等輔具，並搭配各種無障礙環境，協助生病的人早日康復，訓練因疾病或受傷的殘障者重獲生活的基本「功能（Re-have）」與「能力（Re-able）」，讓他們在生理、心理、社交及職業上最佳的生活水準。在專業醫師的協助下，輔以正確的姿勢、適當的輔具、配合治療性運動都是疼痛疾病或需復健者所需要的有效協助。

「園藝治療復康活動」提供多樣性、趣味感、生命意涵與傳承、親近自然、可期待、重建自我價值感、體驗後成就感…………等多方效益的活動，是輔助醫學中的一種選項。若在醫院執行園藝治療服務時，考量患者個別差異大，量身打造適合的園藝治療復健活動前，應成立「園藝復康專業團隊」，成員包含醫師、復健治療師、護理師、園藝治療師等照顧醫療團隊以及園藝治療師，依照患者（參與者）個人規劃一套適宜的園藝復康活動計畫，團隊跨界整合，才能提供患者最有效的復健活動計畫。

園藝活動、自然環境可以治癒身心，早在古埃及年代，御醫即開出在花園散步的復康處方，直至第二次世界大戰後園藝治療，在美國用於傷兵重返社會與生活的實例，再次被運用並推展，乃至高齡者及身心障礙者等成功的實例，縱然如此，早期在台灣推動園藝治療於復康活動時還是有阻礙，因此我們將園藝治療推展於復健醫學，在台灣從醫院開始，當年台中慈院、嘉義長庚等院推動，作為病患出院前的準備或復健科病患的病友支持團體活動，舉凡社交關係促進、眼手協調、上下肢肌耐力訓練、短期記憶訓練、提升學習力、精細動作、手指功能活化……等，為了復康之路做好最佳的準備。將園藝治療導入復健醫學需要對於肌肉、承重訓練及肌耐力等有入門的認識，以避免對病患造成二度傷害。

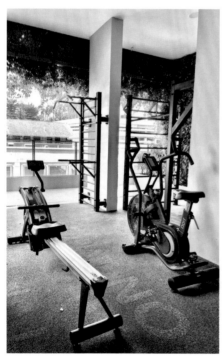
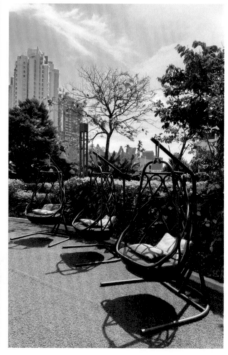

園藝
治療

🌿 為何要認識肌肉？

應用在復健醫學的目標效益

園藝治療，是園藝活動可能產生「治療效益」或具有「治療目標」之園藝相關活動，對身、心、靈的復康效益、社交關係、教育以及職能再造或職能發展。園藝治療活動對象對於一般人、復康者或老年人，都必須先確認個案的整體狀況、運動處方、復健目的等，不同型式的肌肉活動效益也不同。因此認識肌肉並配合醫師的個人化建議，進行的園藝活動才能安全又健康。未達標準的活動僅是活動，無法達到「運動」的增強或維持適能效益，但一樣可以達到園藝活動參與的正向體驗，唯不宜貿然進行高負荷活動會有風險。

認識肌肉

相關分類＼肌肉的種類	慢肌（第一型）	快肌（第二型）
消耗能量	氧化能力高oxydative	糖解能力高glycolytic
收縮速度	慢	快
抗疲勞能力	高	低
每運動單元的力量	低	高
肌肉訓練的目的	肌耐力	爆發力肌力
適合對象	中老年需要耐力訓練者	年輕需要肌力爆發力者

備註：（1）慢肌的運動類型：如太極拳（2）快肌的運動類型：如短跑

🌱 為何要做肌肉訓練？

肌耐力訓練並非專屬於運動員的練習，肌肉與大腦一樣，用則進，廢則退。事實上一般人、老年人、病後復健等族群，都需要正確並適合個人狀況的肌耐力訓練計畫，例如脊側肌、關節的穩定肌群可透過「承重訓練」，來強化，骨質疏鬆患者也可透過承重訓練來刺激骨質生成；尤其是失能者（老年、復健）的肌耐力訓練計畫尤為重要。臥床一天即可導致心肺功能下降 3%，長期臥床會讓失能者每況愈下，因此個人的運動處方設計甚為重要。除了復健科的設備儀器外，視個案病程，有專業人員照護下、安全無虞的空間，進行園藝相關活動，可以增加患者活動意欲，達到離開病床→走出病房→走進戶外、親近植物（走進大自然），提升身心靈健康助益。

🌱 該如何進行承重訓練？

肌耐力的訓練，可以用「承重訓練」，訓練前需先進行個人肌肉訓練最大力量 10RM 檢測。

承重訓練

訓練分析 ＼ 訓練類別	等張訓練	等角速度
方式	同時進行各部位一樣重量訓練	依部位分級、分重訓練
醫師推薦方式	有部分承受力差異的風險	較安全
原理	阻抗性、重覆性	阻抗性、重覆性

備註：
Q：何謂10RM？
A：例如：小花可以將15公斤的重量物連續舉起10次，那小花的10RM即為15公斤，以15公斤為小花的肌耐力訓練參考值。

承重訓練

訓練類別 訓練分析	等張訓練	等角速度
阻抗性	高	低
重覆性	低	高
適用對象	肌肉耐力差者	肌肉力量不足者

備註：
（1）「耐力訓練」以小花為例，可能每日建議10公斤舉50次練習
（2）「肌力訓練」以小花為例，可能每日建議3公斤舉1000次練習

🌿 「運動」有益健康，正確的流程也很重要

健康是現代人共同的目標，除了規律的生活、健康的飲食習慣外，運動也是重要的一環。一般人需要運動來保持健康外，運動對於復康者及高齡者也非常重要，因此正確的運動概念更是重要，首先運動三部曲：熱身→運動→和緩，具備這三個階段才算完整的運動流程。

運動時會產生三種神經傳導物質，多巴胺（dopamine）、血清素（serotonin），及正腎上腺素（norepinephrine）與學習有關。杜克大學學者研究發現，憂鬱症的患者如果走出戶外活動，大腦中產生這三類神經傳導物質效果與吃「百憂解」一樣好。患者有專業人員照護下、安全無虞的空間進行運動處方，正規醫療與運動處方相輔相成，再加上投入活動或運動時，身體與心理的交互作用，藉以產生相乘復康效益。

🌿 園藝治療活動也需要運動三階段的歷程嗎？

園藝治療活動可以產生不同強度的「運動」效益，依照個人體能狀況不同，負擔不同任務與工作量，進行活動處方的設計。園藝活動適用運動三階段歷程（搭配活動不同，三階段的時間比例可以調整），不可忽

略。例如進行田間作業前，需先在戶外遮陽處，說明本次的作業要點，之後進行伸展筋骨的上下肢運動，其中「遮陽處」是身體與氣候的調節；「伸展筋骨上下肢運動」是避免田間作業的運動傷害。最後的和緩運動回到遮陽處整理清理工具，簡單的擦拭汗水、肌肉拍打、洗手操、休息，並做本次活動的經驗分享。

正確的運動規劃建議

運動階段 相關分類	熱身（暖身）	運動 （園藝治療活動）	和緩
原則	10～15分鐘	333原則	10～15分鐘
效益及目的	避免運動傷害	有氧運動	減少運動後的酸痛
方式或類型	搭配欲做的運動作熱身，依各類運動不同。	各類運動、散步、園藝活動、田間活動。	搭配所參與的運動類別進行收功操。

備註：（1）333原則，每週3次、每次30分鐘、最大心跳達130下/分
　　　（2）運動時產生乳酸、過氧化物及運動後酸痛氧債，會刺激周邊神經及肌肉產生酸痛感，因此運動後的和緩運動（收功操）就非常重要。

室內型態的園藝治療活動也需要運動三階段的歷程嗎？

無論室內外型態的園藝治療活動，都可以符合運動三階段的基本原則，只是方式不同。「暖身」除了肢體的伸展，另外則是融入活動情境的引導，讓個案離開原本的日常生活或病痛的情境，進入本次活動主題，得以融入活動、專注、體驗參與，進而達到共鳴（園藝活動的歷程：融入→體驗→共鳴→分享的歷程），「和緩」進行洗手操等肢體緩和外，透過「分享」互動、給予鼓勵與支持的活動結尾，才是完成整個活動的歷程，滿溢的成就感與滿足感，也可提高下次活動參與動力。

園藝治療導入復健醫學的終極目標為何？

　　園藝治療導入復健醫學，讓「自然」與「植物」作為提升活動意欲的媒介，這種單純又自然的催化劑，提供五官七感的感官覺知及日常覺察力，作為持續自我療癒的續航效益，復健是漫漫長路，需要「陪伴」的元素，期盼讓「園藝療癒成為日常、時時啟動自療力」，維持生活自理能力，並增添復健日常亮點，提高「心感」溫度，邁向新的人生。

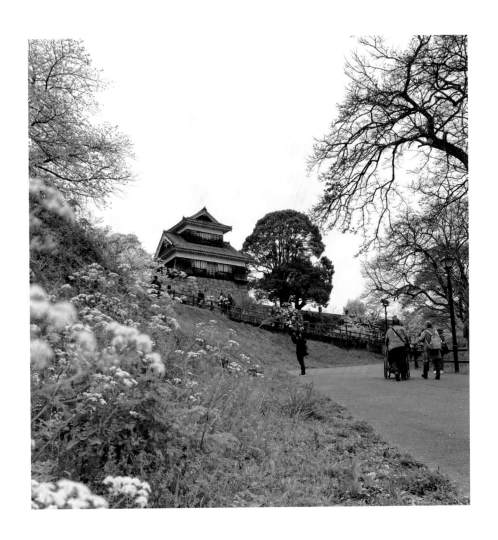

園藝治療導入復健醫學的教案設計要領

🌱 腦血管障礙類的園藝治療活動設計要點

如腦溢血、腦栓塞等腦血管病變，會產生單側上下肢體麻痺、步行障礙、平衡感變差及體力不佳、語言障礙或是認知能力低下。對於如何協助維持並善用健康側的機能，改善及預防其他可能併發的症候群，提供有趣的園藝活動，可以協助復健或日常生活活動的參與率。（經醫師建議或參考本章節之 10RM 的測量方式）

活動設計注意事項

對於會導致血壓上升、可能發生跌倒的活動、場地及動作都要避免，搬運物品、推載物推車更不適宜，需有工作人員代勞。活動主題、場地選擇，需要配合其個別的身體機能方式，例如環境調節、選擇輕量化的工具、活動時材料及工具取材配置、簡單（簡化、易於理解）的活動作業流程等，以上整合考量調整後，導入室內或室外的活動搭配。

適合的園藝活動建議

活動環境建議：室內有空調環境或戶外遮陰空間，如騎樓、涼棚下、有遮陰的花園、陽台等。夏季宜選擇遮陰通風環境、冬天在舒適陽光照射處、室內、舒適溫室等環境，進行相關園藝活動。

活動內容建議：若可參與度不高（能力或意願），則可以「綠陪伴」為主，輔以其他綠主題，初期可以不一定作為參與者，以「從旁觀察者」角色，來參與其他團體園藝治療活動，也是一種參與形式。

活動設計教案:「綠栽培」、「綠用品」、「綠藝術」、「綠飲食」、「綠旅行」、「綠遊戲」等 ... 皆宜。若選擇「綠栽培」時,宜採盆栽式的栽培方式,方便室內外活動時的移動,植物類別搭配季節、常見品系、後續園藝活動主題,或參與者個人喜好來規劃。初期建議當季播種蔬菜、花卉、觀葉植物。第二階段,可進階決策度高的盆栽組合設計、花藝設計、香草栽培。「綠飲食」的香草飲品及料理、節令食品製作。「綠體驗」的節令活動參與,進而導入「綠生活」模式為終極目標。

適合使用的工具:壓力型噴水器、杓型粗握把的鏟子(視個人手部靈活度進行調整)、剪刀等工具皆可,若規劃參與戶外盆栽澆水時,只能使用壓力式噴水器或澆水壺,不可使用高壓水管噴水器。

不適合的園藝活動

❶ 不宜於田間進行農耕作業、整地、除草、採收等,戶外中高強度的活動。

❷ 不適合溫差大的季節進行戶外活動。不宜活動中轉換場域,較易產生風險。

❸ 運搬盆栽或打造花園、陽台改造等空間製作時,宜另搭配人力進行,暫作為從旁觀察者為佳。

🌿 骨骼、關節障礙類

骨折或變形性關節參與者，有受限於可動關節範圍的疑慮，且有肌力較不足、疼痛等現象，因此搭配參與者個別的關節可動範圍，設計可以改善肌力不足及全身體力耐久度提升的園藝活動為佳。（經復健科醫師建議或參考本章 10RM 的測量方式，來評估適合肌耐力訓練的活動規劃）

活動設計注意事項

在治療階段、恢復過程與疼痛感，都會影響到心情，進而可能造成活動意欲低下，所以活動設計首重可及能力，隨著病程階段必須做必要的調整。若是以活化身體機能為目標，宜考量強化沒受傷的部位為主，設計出各類可能的園藝活動。若是下肢障礙的對象，對於動作與活動姿勢要特別的注意。對於進行性關節障礙、風濕性關節炎等，會有關節變形及腫脹的疼痛，所以不要施以活動強度高、高勞累的活動設計，另外，會導致關節變形狀況惡化的動作，或關節負荷姿勢都該避免，在關節可動範圍內，可以維持筋力的負擔狀態下、不產生疼痛的活動，才能降低抗拒活動參與，初期活動，建議以輕度活動量的五官七感體驗的主題為主，透過參與活動的專注力轉移，暫時遺忘身體的不適，漸進式的增加參與，「綠陪伴」為優先，作品呈現為輔，依照個人狀態，提高參與園藝活動的動機，勿操之過急，無益於園藝復康效益。

適合的園藝活動建議

活動環境建議：室內有空調環境，或戶外遮陰空間，如騎樓、涼棚下、有遮陰的花園、陽台等。夏季宜選擇遮陰通風環境、冬天在舒適陽光照射處、室內、舒適溫室等環境，進行相關園藝活動。

活動內容建議：以每天「持續」固定的活動，養成每天固定的生活習慣，轉移病痛焦點，成為植物「照顧者」，減低自身「被照顧者」心理壓力，「綠陪伴」是最可及的選項。「綠栽培」中的播種活動，「生命成長與期待」的喜悅及短期可期待情緒，對於此類參與者具有日常又踏實的鼓舞能量。初期或不適宜參與的主題時，可以「從旁觀察者」角色，來參與園藝治療活動，也是一種參與形式。

活動設計教案：「綠栽培」、「綠用品」、「綠藝術」、「綠飲食」、「綠旅行」、「綠遊戲」等…皆宜。若選擇「綠栽培」時，宜採盆栽式的栽培方式，方便室內外活動時的移動，植物類別搭配季節、常見品系、後續園藝活動主題，或參與者個人喜好來規劃。當季播種蔬菜、花卉、觀葉植物。第二階段，可進階決策度高的盆栽組合設計、花藝設計、香草栽培。「綠飲食」的香草飲品及料理、節令食品製作。「綠體驗」節令活動參與，進而導入「綠生活」模式為終極目標。

適合使用的工具：壓力型噴水器、杓型粗握把的鏟子（視個人手部靈活度進行調整）、剪刀等工具皆可，若規劃參與戶外盆栽澆水時，只能使用壓力式噴水器或澆水器，不可使用高壓水管噴水器。

不適合的園藝活動

① 不宜於田間進行農耕作業、整地、除草、採收等，戶外中高強度的活動。

② 不適合溫差大的季節進行戶外活動。不宜活動中轉換場域，較易產生風險。

③ 運搬盆栽或打造花園、陽台改造等空間製作時，宜另搭配人力進行，暫作為從旁觀察者為佳。

神經性及筋肉方面的疾病

　　肌肉萎縮的患者，肌力的耐久力低下，上肢及下肢、軀幹的運動，甚至是步行都會出現障礙，另外，帕金森症者應該多參與活動，增加活力的動作或運動，否則可能會有出現調節障礙、意志不清、癡呆症等症狀。

活動設計注意事項

　　設計的活動要考量，其上下肢及體幹等的關節可動範圍、肌力、耐力、平衡感的維持以外，引發參與動機，活動的趣味感、可及能力綜合考量，感受到「我真的可以」、「原來我也還是 OK」的自我價值，才具有鼓舞力。每次活動體力與專注力的掌握，不可過度疲勞，進行活動的場域，舉凡環境溫度、音響音量、日照、風速等，要搭配使用者的體力狀況調整作業環境，防範跌倒等危險，必要時隨時進行活動調整。

適合的園藝活動建議

活動環境建議：室內有空調環境，或戶外遮陰空間，如騎樓、涼棚下、有遮陰的花園、陽台等。夏季宜選擇遮陰通風環境、冬天在舒適陽光照射處、室內、舒適溫室等環境，進行相關園藝活動。

活動內容建議：具有季節、時令感知的活動或材料尤佳。可以擔任植物照顧者，並為其建立固定週期、定量的照顧模式。初期或不適宜參與的主題時，可以「從旁觀察者」角色，來參與園藝治療活動，也是一種參與形式，「綠陪伴」是最可及的選項。

活動設計教案：如果沒有個人活動阻礙，「綠栽培」、「綠用品」、「綠藝術」、「綠飲食」、「綠旅行」、「綠遊戲」等……皆宜。進行「綠栽培」時，宜採盆栽式的各類蔬菜或植物栽種、移植 3 寸盆～ 5 寸盆的盆栽（避

免過小尺度或易損傷的植栽）、中型盆栽組合（避免大型盆栽）、花藝設計、香草栽培。「綠飲食」的香草飲品及料理、節令食品製作。「綠體驗」的活動參與，進而導入「綠生活」模式為終極目標。

適合使用的工具：壓力型噴水器、杓型粗握把的鏟子（視個人手部靈活度進行調整）、剪刀等工具皆可，若規劃參與戶外盆栽澆水時，只能使用壓力式噴水器或澆水器，不可使用高壓水管噴水器。

個別注意事項：

❶ 以小團體活動為主，因應個案狀況，必要時需醫護人員陪同。

❷ 活動時，請家人或平日照護者陪同。

不適合的園藝活動

❶ 不宜於田間進行農耕作業、整地、除草、採收等，戶外中高強度的活動。

❷ 不適合溫差大的季節進行戶外活動。不宜活動中轉換場域，較易產生風險。

❸ 運搬盆栽或打造花園、陽台改造等空間製作時，宜另搭配人力進行，暫作為從旁觀察者為佳。

❹ 初期不設計精細動作或設計類高難度的活動，如編織、串珠、書法、細緻彩繪型的貼畫、繁複的花藝作品（盆花、花束）暫不適宜。

🌿 脊椎相關疾患之病患

脊髓損傷或頸椎神經根病變的病患，受影響的部分可能是四肢麻痺，依個別程度有差異，上肢、下肢、軀幹的運動障礙、肌力低下、平衡能力及耐久力低下，甚至出現感覺障礙。要預防失用症候群，可針對個人身體的障礙點，及尚存的身體機能維持及改善，分派其做可及的趣味園藝活動。

活動設計注意事項

針對感覺神經知覺異常者，剪刀、刀子等，銳利可能具有危險的工具，或廚房活動、暖爐、打火機等，導致外傷可能性高，都要特別注意小心避免危險。為提升活動參與率，挑選活動場地及環境條件、搭配活動的輔具。

適合的園藝活動建議

活動環境建議：室內有空調環境，或戶外遮陰空間，如騎樓、涼棚下、有遮陰的花園、陽台等。夏季宜選擇遮陰通風環境、冬天在舒適陽光照射處、室內、舒適溫室等環境，進行相關園藝活動。

活動內容建議：以「綠陪伴」為主，也可以是「從旁觀察者」角色，來參與其他團體園藝治療活動，也是一種參與形式，不一定作為操作參與者。

活動設計教案：如果沒有個人活阻礙，「綠栽培」、「綠用品」、「綠藝術」、「綠飲食」、「綠旅行」、「綠遊戲」等皆宜。進行「綠栽培」時，宜採盆栽式的各類蔬菜或植物栽種、移植盆栽、疏苗、定植、各式盆栽組合、花藝設計、香草植物栽培。「綠飲食」的香草飲品及料理、節令食品製作。「綠體驗」節令活動參與，進而導入「綠生活」模式為終極目標。

適合使用的工具：初期安排輕量化的工具，由助理或志工可以給予必要的協助。若規劃參與戶外盆栽澆水時，只能使用噴水或澆水器，不可使用高壓水管噴水器。

個別注意事項：

❶ 以一對一或小團體活動為主，因應個案狀況，必要時需醫護人員陪同。

❷ 活動時，請家人或平日照護者陪同，一起參與活動。

不適合的園藝活動

① 不宜於田間進行農耕作業、整地、除草、採收（視種類及栽培場地之安全性進行調整）等，戶外中高強度的活動不宜。

② 不適合盛夏高溫或冬季低溫極端氣候期，活動進行中不宜進行空間轉換。

③ 打造花園、陽台改造等活動設計，可以從旁觀察者身分參與。

④ 初期不設計精細型的活動，如小型盆栽組合、多肉植物、技術繁複的設計等，手眼協調度高的園藝活動，另外編織、串珠、書法、細緻彩繪貼畫等不宜安排在初期。若為「綠飲食」體驗活動時，HTA 可以協助部分有安全顧慮的作業，參與者成為助手的角色參與，如切物作業、烤箱等用到利刃或高溫有燙傷疑慮的作業，由陪伴者代勞，漸進提高患者的參與比例，也可擔任指揮官，作為出「嘴」和「動腦」的參與者，也可體驗活動樂趣。

🌿 呼吸循環性疾病患者

　　心臟方面的病患，容易有心悸、呼吸不順、勞累感出現。因此為了提升心肺機能的復甦、呼吸及全身的體力持久的改善，是活動設計時重要的考量，特別是活動前的暖身舒展活動，具有增加心肺功能的效益。（經醫師建議或參考本章中 10RM 的測量方式）

活動設計注意事項

　　活動時，不宜搬重物、舒適的環境微氣候條件、增加活動中休息頻率，心律不整或氣喘狀況者，要注意會誘發發病的環境或物質，例如花粉、木作的粉塵、氣候、溫度等，初期活動設計盡量先在室內進行、無誘發病原的活動（包含材料）並注意環境空氣流通狀態是否良好。

適合的園藝活動建議

活動環境建議：室內有空調環境，或戶外遮陰空間，如騎樓、涼棚下、有遮陰的花園、陽台等。夏季宜選擇遮陰通風環境、冬天在舒適陽光照射處、室內、舒適溫室等環境，進行相關園藝活動。

活動內容建議：相較於其他類型的病患，可參加的活動較為多元，初期透過「綠陪伴」來建立關係。對於過敏原部分，需要特別注意，例如花藝設計相關活動時，要注意避開花粉多、香氣過於濃郁、盛開的花類，如菊花、向日葵、綉線菊、夜來香、深色百合等，雖然不宜花香體驗，但葉類的嗅覺體驗，例如森林療癒、香草植物、松柏類的芳香體驗刺激，除非有個人偏好外，是很適合作為嗅覺體驗的選項。

活動設計教案：如果沒有個人活動阻礙，「綠栽培」、「綠用品」、「綠

藝術」、「綠飲食」、「綠旅行」、「綠遊戲」等 ... 皆宜。進行「綠栽培」時，宜採盆栽式的各類蔬菜或植物栽種、移植盆栽、疏苗、定植、各式盆栽組合、花藝設計、香草栽培。「綠飲食」的香草飲品及料理、節令食品製作。「綠體驗」節令活動參與，進而導入「綠生活」模式為終極目標。

適合使用的工具：壓力型噴水器枸型粗握把的鏟子、刀、剪刀類皆可。若規劃參與戶外盆栽澆水時，只能使用噴水或澆水器，不可使用高壓水管噴水器。

個別注意事項：

❶ 以小團體活動為主，因應個案狀況，必要時需醫護人員陪同。

❷ 活動時，請家人或平日照護者陪同，一起參與活動。

不適合的園藝活動

① 不宜於田間進行農耕作業、整地、除草、採收（視種類及栽培場地之安全性進行調整）等，戶外中高強度的活動不宜。

② 不適合盛夏高溫或冬季低溫極端氣候期，活動進行中不宜進行空間轉換。

③ 可參與團體的打造花園、陽台改造等活動設計，但要避開運搬盆栽等粗重工作。

應用在復健醫學的目標效益

復健綜合對象

·培養興趣，發現自己尚有（強項）的能力

·出院前的準備，活動參與活化社交網絡

·情緒獲得出口，紓緩壓力並增加正向情緒

·持續身體機能活化，復健及自理能力訓練和維持

·走進戶外空間釋放住院壓力，優化照顧者與被照顧者
　關係

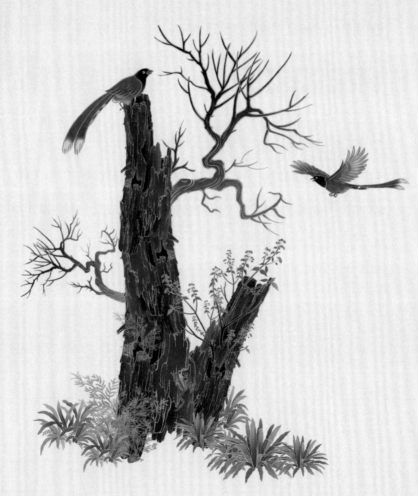

許宏志
醫師

給園藝治療師的話

導入園藝治療的多元復健治療方式，為病患帶來健康的生活品質，面對復康之路也更具信心，因此符合參與者能力所及、有趣、有復健目標及成就感的活動，讓個案暫時忘記疼痛與不適，投入活動的關注與自然對話，這些交互作用都可產生正面的復康能量。針對病患的園藝復康活動，應組成醫療與園藝治療師團隊，合作進行設計與帶領，才可能產生治療的效益，必要時搭配輔具使用，讓參與者不受限於肢體的自由度，可參與的主題更為多元。

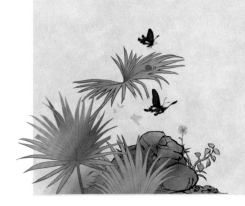

許宏志

給園藝治療師的話

病名一樣不一定適合同樣的活動

病患團體無法用病名來做團體分類，因為生命個別差異，加上同病名也存在個別差異性，因此須先彙整參與者的相關資料，理解參與者的可及與不可及能力範圍、健康促進目標後，分成初期、中期與長期三個階段來規劃園藝復康活動，並且隨時依照實際狀況進行調整，包含雨天及極端氣候時的活動備案。復康活動儘量做到固定週期、不間斷，以利養成固定的活動頻率慣性。

園藝治療師帶領每一場活動，都應秉持同理並理解的心陪伴患者及照顧者，一起走向康復之路，若有照顧者一同前來，也可邀請一起參與活動，讓他們成為彼此的夥伴。有助提升照護品質與照護關係，並透過活動設計建立相伴的夥伴關係、增加共同的話題（不再只有病痛的對話）。

以提升社交關係作為目標的活動，需要確認參與者目前狀態，必要時初期先採一對一，之後再以團體形式進行，園藝治療活動沒有固定的模式，而「綠生活」模式即是終極目標。

感動彼此生命，因為我們相信彼此

回憶 10 多年前，我定期在醫院進行復健科的園藝復康活動，是建立跨領域合作的典範模式，成立園藝治療跨領域團隊，進行討論後，才進行活動設計發想，引發病患活動意欲、有感樂趣、下週還願意參加，並在出院後持續日常園藝生活，是我對自己教案設計的要求。

當年其中一場園藝治療復康活動，是針對中風病患出院前的準備，活動中，看見病患的家人用充滿愛與溫度的手，握著病患的手，拿起種子並小心翼翼的播下菜籽（是種下一個個希望及對生命盼望的儀式感），當種子無法順利進入穴洞時，接受我的建議「用手指打高爾夫球」，一竿又一竿的將種子推進到穴中，看到病患吃力但不放棄的完成播種，當下我心中是感動也感謝，感謝他們願意和我一起用「相信」的心，迎向康復之路（我帶著「相信」的信念，規劃他們可以參與的活動，他們帶著「相信」自己可以的心，持續活動），過去每位參與活動的病患，都是我園藝治療的導師，他們讓我成長更多，也因他們幸福的笑容及持續參與的支持，讓我更堅定推廣園藝治療的信念，感恩有您！

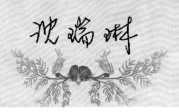

3-5

園藝治療 實踐在「身心醫學」現場

🍃 適用：精神分裂症、缺乏安全感的對象、躁鬱症、缺乏「愛與歸屬」的對象、悲傷療癒、身心醫學各類對象

❶ 「自我覺察」—聽見自己內心的聲音。

❷ 「生命呼應生命」—在自然定律中共鳴生命的真諦。

❸ 「綠陪伴」的自然處方—建立生命與生命的對話頻率。

❹ 園藝治療引人走出戶外、親近自然—血清素的生成。

❺ 「生命照顧生命」—建立自己與環境、自己與其他生命的信賴關係。

與醫生對談 園藝治療在身心醫學領域，如何可以扮演一個生命陪伴的媒材與橋樑？邀請身心醫學留美醫師鄭存琪醫師與我進行專家對談。

科別：精神科　現職：挺開朗身心診所主治醫師
經歷：
2009 年商業週刊百大良醫專刊，精神科好醫師推薦榜
台中慈濟醫院精神科病房主任、98 年度台中慈濟醫院優良醫師
正念助人學會理事、花蓮慈濟醫院、敦仁醫院
台中慈濟醫院主治醫師、高雄長庚住院醫師
中國醫大附醫院住院醫師總醫師、中國醫大醫學系兼任講師
慈濟大學醫學系臨床講師

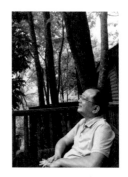

專長：
1. 成人精神醫學（失眠、焦慮症、恐慌症、自律神經失調、憂鬱症、躁鬱症、思覺失調症、酒癮）
2. 心理治療

認識身心醫學

在精神科慢性或日間病房的復健精神醫學裡，推動園藝治療已經行之有年，園藝、農藝以及親近大自然的活動多元，不僅作為協助個案身心功能復健的活動，也是啟動「自我療癒」機制的一個可能選項。無論是植物的根、莖、葉、花、果實、種子或其成長歷程，均潛藏各種不同的象徵、隱喻，以及「以生命照顧生命」、「以生命呼應生命」的共鳴感受。園藝治療活動提供了「融入→體驗→共鳴→分享」的歷程，參與者透過體驗（參與）自然環境或植物的相關活動，體驗（感受）生命與生命之間的對話，進而產生共鳴、將生命的智慧內化於自身，在活動中自然地達到療癒的效益。

在不同運動強度與身心互動的園藝治療中，可透過影響腦部的神經傳導物質（如：血清素、多巴胺、正腎上腺素）、促進五感的刺激，以及中樞與周邊神經、心血管系統等身體多系統的協同運作，來增進身心的整體健康。（註：腦部神經傳導物質：（i）「血清素」（Serotonin），對於情緒波動（如：憂鬱、焦慮、易怒、不安）、衝動控制、攻擊行為、食慾與睡眠等的調節，都有影響。（ii）「多巴胺」（Dopamine）是與動機、滿足、注意力及動作相關的神經傳導物質，其在腦部不同區域扮演不同角色。（iii）「正腎上腺素」（Norepinephrine）是增強注意力、警覺、壓力反應有關的神經傳導物質。）

園藝相關活動具有強度不同的「運動」效益，對於神經傳導元的刺激分泌也具有可期待的效益，腦部是一個精密又複雜的迴路，隨著醫療的治療方式日漸多元，除了藥物，運動處方、活動參與達到健康促進，或是其他自主的活動也可以自主感覺良好。

在身心醫學領域中，個案是否一定需要藥物治療

■藥物治療為主，支持性療法為輔

個案狀態	病名
與體質或身體狀態有關	精神分裂症、躁鬱症、重度憂鬱症的急性發作期

■可藉助心理或其他療法，不一定必須使用藥物

個案狀態	病名
心理或壓力狀態較有關	適應障礙、輕度精神疾患的病程朝向改善、復原的方向進展，可以自己運用方法來自我調適。

備註：
如果在進行園藝治療時，個案同時有併用藥物的話，治療師需要對藥物的作用、副作用（如：鎮靜、嗜睡、肢體僵硬、焦慮），對個案可能造成的限制與影響，有一定程度的了解，在課程設計之初即需納入評估與考量，避免因藥物副作用造成活動時的危險或消減活動對參與者的協助。

園藝治療導入身心醫學如何執行？

園藝治療師需事前確認參與者的病程階段嗎？

園藝治療師需透過參與者的醫療團隊，先瞭解參與者的疾病、目前處於病程中的哪一個階段、有哪些功能限制、身心需求、個人專業領域、專長、興趣、過去的休閒習慣，以及將來參與活動時的陪伴者，初步彙整資料後，審視是否適宜進行園藝治療活動。若適合參與，則將相關資料作為活動的規劃設計基礎。若為住院病患，經醫師確認是否適合參與園藝復康活動，活動時需有醫療專業人員在場。

🌿 有不適合進行園藝治療的身心醫學科病患嗎？

急症治療期的身心醫學科患者，不宜進行操作型的園藝治療活動，考量園藝活動中，也許會運用到對特定個案而言，可能具有危險性的工具或情境。若有安全無虞的綠覆空間，可進行戶外「景觀療癒」提升五官感知，並舒緩情緒壓力。若無法前往戶外，也可透過影片、照片進行視覺的「景觀療癒」或「旅遊記憶療癒」，或是使用 VR 的視覺沈浸式體驗療癒。待經醫生評估病程無安全疑慮後，再參加適合的園藝復康活動。

以下三類患者暫不適合。

❶ 意識不清楚。如譫妄的個案不合適。

❷ 處於急性精神病態的精神分裂症、躁鬱症、重度憂鬱症個案不合適。

❸ 因精神疾病影響，而有自傷、傷人危險的個案。

🌿 園藝治療的療程，從馬斯洛的「自我實踐理論」出發

除了從疾病與參與者功能的角度來考量活動的設計外，鄭醫師建議，以人本心理學家馬斯洛（Maslow）於 1943 年所提出的「自我實現理論（selfactualizationtheory）」為參考架構，瞭解參與者在「自我實現」的發展歷程中，目前主要處於何種階段，可能有哪些主要的心理需求，來協助當事人自我了解與作為生活中選擇的參考。由於「內在需要」可能會影響個人內心「關注的焦點與行為的動機」，當越基本的需要得到滿足之後，可能朝向較高層次的心理需求發展；當高一級的需求得到滿足後，面對低一級的需求將有較好的調適能力。

馬斯洛自我實現的需求理論

前四個需求的滿足，較著重在人我關係上，較傾向想跟別人一樣，得到別人的肯定與支持。在得到足夠的滿足與自信後，內心會更加關注於我與自己的關係，更能夠在自我認識、自我支持與鼓勵的基礎上，朝向活出自己的方向發展。

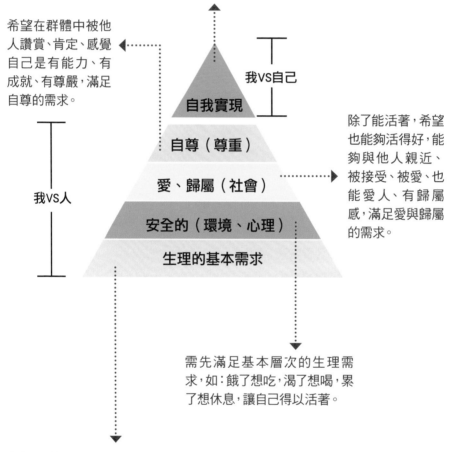

希望在群體中被他人讚賞、肯定、感覺自己是有能力、有成就、有尊嚴，滿足自尊的需求。

我VS自己

自我實現

自尊（尊重）

愛、歸屬（社會）

安全的（環境、心理）

生理的基本需求

我VS人

除了能活著，希望也能夠活得好，能夠與他人親近、被接受、被愛、也能愛人、有歸屬感，滿足愛與歸屬的需求。

需先滿足基本層次的生理需求，如：餓了想吃，渴了想喝，累了想休息，讓自己得以活著。

當基本的生理需求滿足後，自己當下得以活著，會希望未來也能活著，所以會進一步想要滿足環境（外在）與心理（內在）上的安全感。

園藝治療導入身心醫學終極目標為何？

美國心理學家卡爾·羅格斯（Carl Rogers）曾提過：「提供適當的心靈沃土，讓個人的成長重新啟動；而這塊沃土就是治療關係」。在園藝治療中，治療關係包含了：參與者、植物（包含大自然中的生物與生態）、醫護專業人員、病友同儕、陪伴者（照顧者）、園藝治療師。在個案與植物（包含大自然中的生物與生態）連結、互動之後，慢慢在過程中學習接納、觀察、選擇做或不做、如何做、承擔責任、放下等生命議題，學習讓自己為自己的生命負責，「成為自己的治療師」。園藝治療的終極目標是將親近自然、參與園藝相關活動，啟動自體的內建模式五官七感，成為自己每天固定的生活習慣，啟動自我療癒力，而非長期依賴園藝治療師的健康促進處方。（特殊對象需要長期陪伴者例外）

園藝治療導入身心醫學的教案設計要領

🌿 誰是園藝治療活動的主角？誰是配角？

在園藝治療中，園藝治療師需清楚的知道，真正的主角是「參與者」與「植物」（包含大自然中的生物與生態），園藝治療師、陪伴者都是配角。創造一個安全、可親的環境，協助參與者和自然媒材連結，是園藝治療師的責任。活動主題結合節令、簡潔清楚的活動流程，其效益遠勝過繁複、理解難度高的活動，因為園藝治療是療癒的美好時光，不是手工藝或技藝訓練班，園藝治療師的活動帶領技巧是需要經過專業養成教育。

「綠栽培」活動無法保證百分百的成活或發芽率，若產生失敗時，如何從栽種過程的錯誤中，作正向連結反省，並成為正向鼓舞能量？

在植物成長中，陽光、空氣、水、養分、土壤介質等，都是不可或缺的基本元素與物質，但隨著不同植物的類別、個別的特質、處於生長的不同階段，它所需求的比例各有不同。所以在活動時，必須清楚說明該類植物的栽培特性與需求。若為一二年生草花，必須事前說明，才不會誤解開花結果後的萎凋，導致失落而情緒低落，藉此了解生命有屬於自己的週期，無時間長短比較值。

如果提供過量的水會導致植物爛根，過量的肥料會導至植物肥害，過量的陽光會導至日燒病，這些照顧者的照顧方式，導致植物成長阻礙甚至死亡，這類提供過量的「水、肥料、陽光」的傷害，同理於人際間的對待，給予他人過度的愛，這些「過度的愛、溺愛」，都是負擔，不但無法幫助其健全成長，反而會傷害對方甚至無法承受。

在扮演照顧者或陪伴者角色時，了解對方的特質、理解對方的需求、鼓舞代替指導、提供展現自我與潛能的舞台，過猶不及。

在照顧植物的過程中，提供我們可以學習到反觀自省、自我調適的人生課題。參與者藉由照顧陪伴植物生長的方法，也可反映出參與者的內在性格，園藝治療師也是透過活動觀察，更了解參與者內在特質或需求。

🌿 精神分裂症、缺乏安全感的對象

提供「安全感」，給予安全、接納、不批判與支持的陪伴力量，可提高活動參與意欲。在園藝治療活動中規劃安全的環境（在熟悉的環境，或參與活動前先熟悉環境），在植物挑選時，不宜有刺、毒性、亦損壞的植物類型（高挫折感），建議初期活動設計避開香氣濃郁的花卉，挑選易栽培、輕柔感、綠意盎然的植物，讓參與者感受植物的柔和與生氣盎然的能量，給參與者帶來「安全」的感受，而園藝治療師（或 HTA 園藝治療技士）在活動中給予適切的陪伴，也是支持的力量。

活動設計注意事項

園藝活動場地宜安排在單純的空間，如室內教室、分區的花園或農地，不宜選擇開放空間或人流繁雜的環境。避免不同團體同時使用一個開放空間，容易互相干擾，參與者會感到沒有安全感且無法專注，以致無法投入活動中。整體園藝治療復康活動場地安排，同質性的活動宜安排在相同教室（空間）、安排同位園藝治療師，以提高參與者的安全感。此外，活動、器具等安排，均須以安全性為優先考量。

適合的園藝活動建議

活動環境建議：優先選擇參與者熟悉的場域。空間形式可依照活動需求，單一教室、獨立空間的花園、專區的農地，唯同屬性課程使用相同空間為宜。

活動內容建議：適合搭配結合在地文化、傳統文化以及貼近生活的相關主題，並搭配提供與他人自然產生社交互動機會的活動歷程設計。可一對一活動、團體活動，依個人狀況而定。

活動教案設計：「綠陪伴」是建立關係最好的第一步。若無個人其他因素考量，「綠栽培」、「綠用品」、「綠藝術」、「綠飲食」、「綠旅行」、「綠遊戲」等皆宜。若選擇「綠栽培」的播種時，主題宜選取成功及發芽率較高、各類蔬菜或植物栽種（盆植、露地栽種皆可）類、香草植物栽培、開花植物類等，須避開有刺、有汁液會導致過敏、有毒性的植物類別。

適合使用的工具：非治療病程中的安全疑慮考量時，可依照活動主題搭配工具。急症治療期，需先與醫師溝通，參與者個別注意事項。

個別建議：活動宜在秋冬季前開啟，秋冬季氣候宜人期間，可考慮規劃「綠旅行」的走讀式療癒。適合陽光的時段為上午 10 點前或下午 5 點後（低溫期或冬季可視天氣狀態調整）舒適柔和的時段，以背部為接受陽光面。

不適合的園藝活動

❶ 不適合盛夏、冬季低溫極端氣候時，進行戶外活動。進行相關園藝活動，不宜進出溫差大的空間轉換。

❷ 初期活動，可設計與陪伴者（照顧者）協同合作模式完成作品，不宜活動量大的活動（如田間活動）、自主決策比例高、需與陌生同儕協同進行、個人發表分享等活動主題或帶領形式皆暫不宜。熟悉團隊互動後，若欲進行小空間的花園打造、陽台改造，應採能力分組模式進行。

❸ 初期不宜安排野外取材活動，環境陌生並具危險性。

🌿 躁鬱症、缺乏「愛與歸屬感」的對象

提供「愛與歸屬感」，透過園藝治療的多元媒材，提供參與者一個照顧、疼愛的對象，藉由照顧植物的成長歷程付出愛與關懷，並和植物連結與互動過程中，將自己的情感投射於植物上，感受到「愛與被愛」、「疼惜與被疼惜」的感受、「被需要」的責任感、歸屬感與成就感，另藉由活動中與他人連結、互動，讓個案感受到同伴之間的相互陪伴與支持，園藝治療活動透過多元媒材，搭建參與者與自己、自己與他人間的關係。

若使用一二年生草花為媒介時，必須事前清楚說明植物的生物週期，並在草花生命週期結束前，增加其他觀葉或常綠植物作為照顧情感移轉，並將種子採收作為一個祝福與分享儀式，並與參與者一起規劃這些採收後的種子播種期。

活動設計注意事項

初期宜選擇存活率高、植株旺盛、容易栽種照顧、成長速度較快的植物。以可食地景的「綠栽培」主題植物開始，先投入植栽照顧體驗，在照顧的過程與植物的成長回饋產生共鳴，植物成長後或採收時，可進行「綠飲食」、「綠用品」、「綠藝術」等，強化照顧植物的動能與達成短期可期目標的成就感。如果體能狀況允許，後續可以分派田間活動或庭園管理任務，對於參與者是種肯定及使命的授予。

若無法參與「綠栽培」歷程的參與者，也可以直接參與園藝產品加工類的活動，「綠飲食」、「綠用品」、「綠藝術」等，特別是「綠飲食」中，許多歷程都是經過破壞再整合，或加工製作後提高附加價值的成品，其具有正向鼓勵的意涵。或是烘焙麵包、糕餅等，過程中揉麵團也是一種情緒的出口，而且烘焙活動需要控管發酵時間、精確的配方比，才能

成就那一口口幸福的滋味（過猶不及、自我掌握、學習等待、接受不可預期的結果），過程中許多容易引發共鳴、投射的情緒體悟，以及與他人分享成品的成就感，對於社交關係提升也有正面助益。

適合的園藝活動建議

活動環境建議：優先選擇參與者熟悉的場域。空間形式可依照活動需求，單一教室、獨立空間的花園、專區的農地，唯同屬性課程使用相同空間為宜。

活動內容建議：適合搭配結合在地文化、傳統文化以及貼近生活的相關主題，並搭配提供與他人自然產生社交互動機會的活動歷程設計。可一對一活動、團體活動，依個人狀況而定。

活動教案設計：「綠陪伴」是建立關係最好的第一步。若無個人其他因素考量，「綠栽培」、「綠用品」、「綠藝術」、「綠飲食」、「綠旅行」、「綠遊戲」等皆宜。若選擇「綠栽培」的播種時，主題宜選取成功及發芽率較高、各類蔬菜或植物栽種（盆植、露地栽種皆可）類、香草植物栽培、開花植物類等，須避開有刺、有汁液會導致過敏、有毒性的植物類別。參與者體能可以負荷且舒適氣候條件下，田間活動中整地、除草、施肥、採收等亦可。

適合使用的工具：非治療病程安全疑慮考量時，可依照活動主題需求搭配工具。急症治療期，需先與醫師溝通，其個別注意事項。

個別建議：活動宜在秋冬季前開啟，秋冬季氣候宜人期間，可規劃「綠旅行」的走讀式療癒。適合陽光的時段為上午 10 點前或下午 5 點後（低溫期或冬季可視天氣狀態調整）舒適柔和的時段，以背部為接受陽光面。

不適合的園藝活動

① 不適合盛夏、冬季低溫極端氣候時，進行戶外活動。進行相關園藝活動，不宜進出溫差大的空間轉換。

② 初期活動，不安排高專業技術性的活動，以漸進式培養自信心，可設計與陪伴者（照顧者）協同合作模式完成作品，不宜活動量大的活動（如田間活動）、自主決策比例高、需與陌生同儕協同進行、個人發表分享等活動主題或帶領形式皆暫不宜。熟悉團隊互動後，若欲進行小空間的花園打造、陽台改造，應採能力分組模式。

③ 初期不宜安排野外取材活動，環境陌生並具危險性。

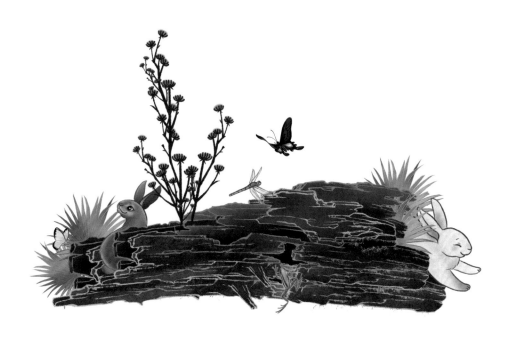

🌿 悲傷療癒

　　每個人在生命歷程中，都會經歷不同的「失落」所產生的傷痛，如：寵物離開、親友離散、家人過世、失戀、失業、失婚、意外傷害、身體功能的喪失……等失落的悲傷或驟變，因此學習面對悲傷、與悲傷共處，進而從悲傷中瞭解在這一期的生命中，「只有使用權，沒有所有權」，瞭解失落對於自己的意義、珍惜目前所擁有的當下、善用生命，是每個人都要學習的療癒課題。

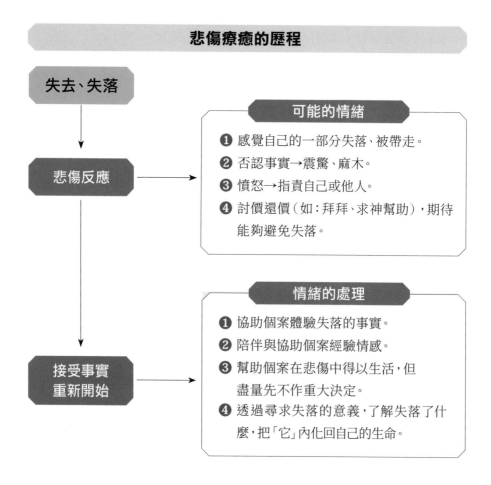

悲傷療癒的歷程

失去、失落

↓

悲傷反應 →

可能的情緒
1. 感覺自己的一部分失落、被帶走。
2. 否認事實→震驚、麻木。
3. 憤怒→指責自己或他人。
4. 討價還價（如：拜拜、求神幫助），期待能夠避免失落。

接受事實重新開始 →

情緒的處理
1. 協助個案體驗失落的事實。
2. 陪伴與協助個案經驗情感。
3. 幫助個案在悲傷中得以生活，但盡量先不作重大決定。
4. 透過尋求失落的意義，了解失落了什麼，把「它」內化回自己的生命。

由於植物與人一樣，都具有「重生－死亡」、「茂盛－衰敗」的自然生命週期，從果實到種子，種子到新芽，又有「生命傳承、延續」的意涵，在看似失落、消逝的表象下，透露著潛藏無盡的生命力量與希望，因此，在植物的象徵與隱喻之下，園藝治療作為悲傷療癒陪伴的工具，提供新的情感依附選擇或專注力移轉。

活動設計注意事項

悲傷療癒活動主題形式雖較無限制，但需要確認參與者目前情緒狀態，若是由醫生轉介的參與者，團隊須充分討論。若園藝治療師本身非心理、諮商背景，參與者也正處在悲傷反應及情緒期，若無法個人勝任時，建議建立團隊或轉介專業人員。

若參與者，進入「接受事實重新開始」階段，或預備重返社會、開啟新的人生，則園藝治療師可以提供各類型的園藝療癒處方，找到新的生命連結、重新定義生命意涵、與植物生命對話，團體式的活動組合，可建立新的人際關係找到情感依附、走進人群、自我接納，以及培養休閒娛樂，也可能在療癒體驗後成為職能專長選項。

適合的園藝活動建議

活動環境建議：教室、花園、專區的農地、戶外自然環境觀察體驗。

活動內容建議：依照參與者狀況，進行安全無虞（包含無感染疑慮）的可及活動，無活動類型限制。安排不同形式，讓情緒說出口的活動，「口說」、「文字」、「作品呈現」、「樂曲」提供多元形式，讓參與者可以抒發情緒、祝福、感謝，自己和自己、自己和他人和解以及放下的機會。鼓勵居家週邊進行「景觀療癒」，適合陽光的時段為上午 10 點前或

下午 5 點後（低溫期或冬季可視天氣狀態調整）舒適柔和的時段，以背部為接受陽光面。

活動教案設計：「綠陪伴」是建立關係最好的第一步。若無個人其他因素考量，「綠栽培」、「綠用品」、「綠藝術」、「綠飲食」、「綠旅行」、「綠遊戲」、「綠體驗」、「綠導覽」等皆宜。

適合使用的工具：依照活動需要使用工具，無特別限制。

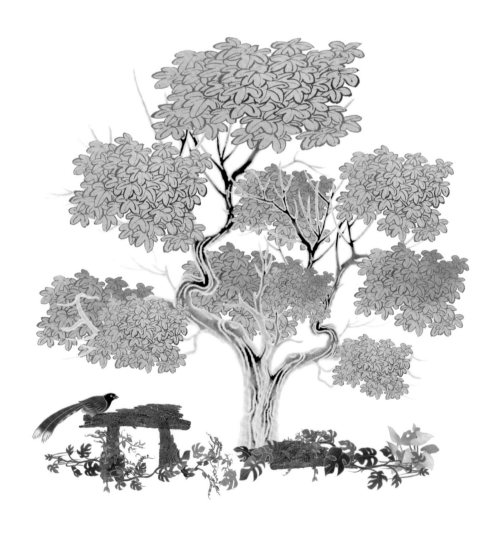

🌿 癌症、安寧療護

　　癌末或安寧療護的病患及家屬，在園藝治療悲傷療癒活動中，皆是主角，如果病患在身心狀態允許的範圍內，讓病患與親朋好友，一同來參與活動，在空間與活動屬性允許下，幾個家庭一起參加，可能產生彼此支持的夥伴力量。活動主題可運用盆栽照顧、以天然素材或個別具有意涵的素材來做生命回顧、給予自己與家屬祝福的活動，作為心理上的「整合與回歸」，對於參與者而言，將生命具象化、創作（作品）傳承下去，會是另一種生命存在的陪伴形式。對於家屬而言，透過一起參與園藝活動，增加彼此一起共築回憶的機會，未來這些一起照顧過的植物，一起創作的作品，將是陪伴形式的延續。在活動過程中，每個當下的照片或影像紀錄，都可撫慰人心也是未來思念時的最佳處方。

　　生命末期時，病患將親手栽種植物（種子、其它繁殖法，可延續盆栽）留給家人，讓家人繼續照顧或繁衍植物，可有「傳承生命與愛」的象徵意義，與當家屬悲傷時，作為情緒抒發和承接的生命物件。

活動設計注意事項

　　活動主題形式無限制，只要病患身體狀況允許，且無感染疑慮條件下皆可，若「綠栽培」可是當季種子森林、分株繁殖、扦插繁殖等活動，各類植物繁殖法具有生命連結、傳承的意涵，讓參與者與植物生命對話。建立活動 Line 群組，日後持續團體分享或提供專業諮詢。相似境遇者，透過團體形式進行療癒，在活動體驗中，病患與家屬間可以互動交流，也可能成為彼此鼓勵的力量，降低孤單無援的無力感。

適合的園藝活動建議

活動環境建議：遵照醫囑可及空間。

活動內容建議：依照病患病程狀況，進行安全無虞（包含無感染疑慮）的可及活動。安排不同形式，讓情緒說出口的活動，「口說」、「文字」、「作品呈現」、「樂曲」提供多元形式，讓參與者可以抒發情緒、祝福、感謝，自己和自己、自己和他人和解並放下的機會。若在符合醫囑的條件下，可以移動到戶外，適合陽光的時段為上午10點前或下午5點後（低溫期或冬季可視天氣狀態調整）舒適柔和的時段，以背部為接受陽光面。

活動教案設計：「綠陪伴」是建立關係最好的第一步。如果無法參與活動，作為「從旁觀察者」也是一種參與形式，遵照醫囑並衡量參與者個人因素，「綠栽培」、「綠用品」、「綠藝術」、「綠飲食」（若嗅覺無礙，僅作嗅香體驗不食用或飲用）等活動可參考調整。

適合使用的工具：依照活動需要使用工具，無特別限制。

不適合的園藝活動

① 不遵照醫囑設計活動。

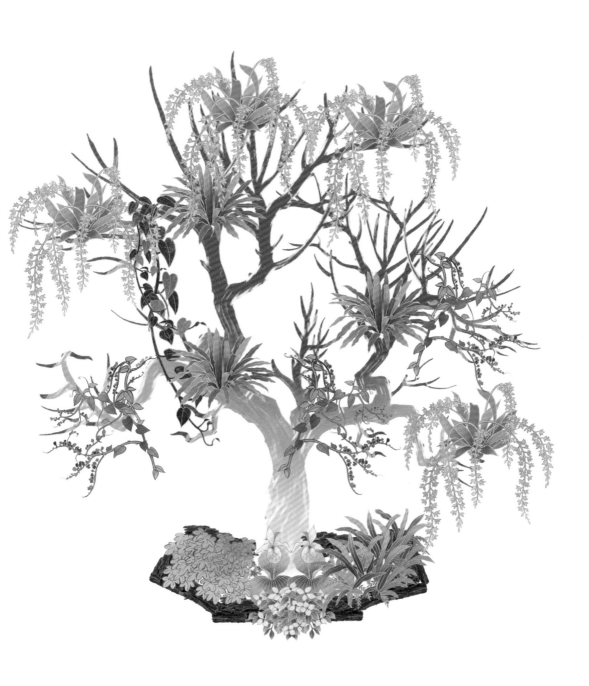

鄭存琪 醫師

給園藝治療師的話

「嘗試整合身心靈，關懷自我與人我關係的醫學」就是身心醫學科的宗旨。無論是先天或後天疾病後產生的身心疾病，或在成長歷程中遇到困境，協助參與者在療癒的過程中，建立安全、歸屬的感受，慢慢地看見自己的能力、建立自信與自尊，讓參與者在人我的環境中體驗自己、照顧自己、感受生命。這一條艱辛漫長的道路，是身心醫學領域的專家們努力的方向，也需要參與者自己、家人以及社會，給予了解、支持與協助。此外，在擾嚷、複雜的現在社會中，讓自己能夠回歸自身，學習喚醒並善用「自我療癒」系統，幫助自己與他人及大自然和諧地相互依存，安住於單純、開放的生命，欣賞生命的豐盛與完整，更是現代人需要學習的課程。

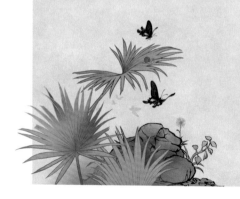

鄭存琪

給園藝治療師的話

若參與者正處在身心疾病的急症治療期,除非有醫師推薦、醫療團隊或社工諮商團隊合作,園藝治療師不宜自行進行園藝治療心理輔導活動,對於貿然引發參與者抒發情緒後,卻因專業度不足無法協助整理情緒(或未察覺)結束活動,對於身心病程中、情緒障礙的參與者,可能產生無法收拾情緒的困境。不夠嚴謹的園藝治療活動,會對參與者產生二度傷害,千萬不可為之。

創造一個安全、可親的環境,考量個案的狀況與治療目標,讓操作步驟明確、簡化、容易上手,讓參與者能夠享受園藝治療活動的樂趣,給予正向鼓舞,因此須鼓勵個案自己動手體驗,唯有融入活動中,才能產生共鳴感知,接收自然療癒力。在園藝治療裡,真正的治療者是「植物」(或大自然一切元素),它們以自己的生命特質與生命力,來與個案的生命共鳴、呼應。因此,園藝治療師需應以「鼓勵」代替「代勞」、「引導」參與者自己做決定,不要幫他做決定、不比較、不批判、真誠地給予讚美,是身為園藝治療師必須具備的帶領能力。園藝治療並非只看見「美好」部分,而是在陪伴植物生命與生態的歷程,理解、接受生命的無常、不可預期,把握當下的美好,學習挫折忍耐的能力。藉由園藝治療悲傷療癒素材,以植物或是大自然生態(素材)為媒材,傳遞「雖然物質的表相有聚散、死生,但是內心的愛與祝福,卻是可以不斷延續」。

沈瑞琳

3-6

園藝治療 用於失智症照護及陪伴現場

🍃 適用：失智預防、失智症者、居家照顧者、失智症照護機構及照護工作者

❶ 失智了，一樣可以享受美好生活質量

❷ 園藝治療讓我們可以再度擁抱彼此

❸ 家人透過共同參與活動持續堆疊共同記憶

❹ 年輕型失智者，先療癒後再思考職能發展可能

❺ 失智者用身體記憶與學習，五官感知喚醒活動意欲

❻ 年輕型失智者記憶流失前，與家人一起製作「生命回顧繪本」

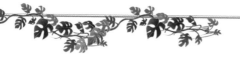

與醫生對談 邀請台中榮總失智症及精神醫學科陳韋伶醫師，為本篇園藝治療導入失智症預防、照護與陪伴專業審稿，並給予園藝治療工作者建議。

現職： 台中榮總精神部、高齡失智整合門診主治醫師
國立國防醫學院醫學系臨床講師

經歷：
中山醫學大學醫學系、中國醫藥大學暨國家衛生研究院 老化醫學博士、高雄榮民總醫院臺南分院身心醫學科 科主任、臺中榮民總醫院灣橋分院精神科 科主任、臺中榮民總醫院嘉義暨灣橋分院藥癮治療精神科 科主任、台灣成癮學會 監事、日本國立長壽醫療研究中心 外來研究員、日本京都大學精神科訪問研究員、中國醫藥大學臨床講師、靜宜大學心理輔導中心諮商教師

專長：
婦女身心及一般成人精神醫學、老年憂鬱、失智症、記憶障礙、藥酒癮戒治。

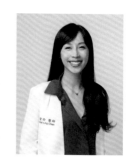

認識失智症

　　失智症是症狀的組合（症候群），代表一種疾病，而且伴隨疾病產生的個別差異和症狀也不盡相同，其非專屬老人的疾病，大部分為緩慢退化的疾病（慢性病）而非正常的老化現象，整體病程約 8~10 年。可能出現語言功能、與人的互動反應減少、臉孔辨識能力低下、記憶障礙、判斷力低下、情緒變化的表現等，這些症狀會導致社會生活困難，嚴重程度足以影響其人際關係及工作能力。失智症為不可逆疾病，尚無藥物可以痊癒，不適症狀可透過藥物緩解。重度失智將導致死亡；其中以阿茲海默氏症（約 60% 左右）及血管型失智症（約 30% 以上；很多是與阿茲海默氏症並存）最為常見。

　　初期的失智症狀在，「行為表現」可以被隱藏，例如記性不好，可透過筆記協助克服、忘記路可能乾脆不出門，外人不知但本人是清楚的。人是靈性物種，所以對於疾病的無奈感，產生痛苦、憂心以及對於生命有限性的不安等，無奈情緒感受較難隱藏，「情緒表現」較易外顯並被發覺。對於疾病產生的焦慮、害怕、擔心、無助、憂慮……一連串的情緒壓力，需要找到情緒出口解方，因此透過探索尋找與失智者連結的方式（媒介），可能緩解說不出口的心理壓力，啟動其他感受世界（享受生活）的路徑，讓日常不受限於失智，有助提升生活質量，會是更適宜的失智症照顧與陪伴。

　　相關研究發現，「預防」或「延緩」失智的因子，其中包含運動、生活型態、正向情緒、腦神經活化刺激……等，雖然一切尚無標準答案，但保持愉快的心情、親近大自然、維持規律的生活和飲食、維持社交互動、體驗學習維持對於新事物的好奇、適度規律的運動，獲得正向心理會有益身心健康。

園藝治療導入失智症預防及患者如何執行？

🌿 第一線進行失智症的園藝治療

失智者患病後症狀主要是以記憶力、定向力、判斷力、計算力、抽象思考力、注意力、語言等認知功能障礙為主，同時可能出現干擾行為、徘徊行為、攻擊性語言、個性改變、妄想或幻覺等症狀，照顧者也承受身心的負擔，在失智症團體活動中，我聽著許多家庭分享著各自狀況，讓我也憶起了當年，未同住的爺爺，原本活力滿滿到處趴趴走的他，跌倒後，不良於行慢慢退化，逐漸出現遺忘親人、漸失去自理能力或身份錯位狀況，那時稱為老人痴呆症。當時我還在日本求學，回台期間和爸媽一起北上探視爺爺，他看到我們非常開心雀躍，但後來他開始說著非現況的人事物，當時我不知如何回應，看著爸媽、叔叔、嬸嬸順著爺爺的跳動話題，和爺爺持續對話，有說有笑話家常，這～即是陪伴失智者的一種態度與方式，不批判、不否定、不質疑而是順著失智者當下的節奏而行，感受愉悅的氣氛（失智者可用對方表情、當下氛圍連結彼此的情感，而感到穩定），即是感受被愛的幸福感。

因為園藝治療工作的緣份，我服務許多的失智者及家庭，即是秉持當年這份「原來的幸福」，無論話題是否對頻也無妨，而是參與者是否可以在活動時享受其中、身心靈愉悅而自在、展顏歡笑暫時放下身心的病痛，陪伴並撫慰彼此。所以園藝治療師在帶領失智症的園藝治療活動時，要細微觀察隨時調整，不能僅套用固定模式、依著自己的預定節奏，而是隨著當下參與者狀況進行必要的調整，整體氛圍的愉悅性很重要。

🌿 失智者用「身體」記憶和學習

　　園藝治療師在設計教案時，建議以簡單明瞭易懂的主題及活動流程，活動初期要避開複雜工序的活動。課程帶領時，口述需輔以示範動作說明、重複說明、要看著參與者眼睛說話，讓他知覺你在與他對談、多用鼓勵性的言詞、緩慢的活動速率、注意參與者的情緒狀態（安撫、轉移或暫離開活動場域）等，有助提高理解度、投入參與。主題設定以過去生命經驗的風土民情、生活日常的活動（包含元素及材料）尤佳。

❶ 節令活動的設計。

❷ 以當季植物蔬果為首選材料，有利於提醒「今夕是何夕」的時間認知。

❸ 評估牙口條件後，透過嗅覺喚醒味覺的活動可增加食慾。

❹ 對於沒有行動阻礙的失智者，可安排固定的有氧活動（散步），有利維持或提升下肢肌耐力。

❺ 每次活動設計，都要注意活動空間的動線及安全性，避免發生危險。

❻ 活動中應隨時注意參與者是否有誤食的狀況。

❼ 機構式園屋可以安排每天固定照顧植物時段，能力可及者執行植物照顧任務，不可及者作為觀察者參與活動，感知陽光、空氣的被動療癒及生理機能覺醒，也是一種參與活動形式。

❽ 活動結束後，必須確認工具及材料收拾完成才能離開，避免遺留造成風險。

園藝治療導入失智症預防及患者終極目標為何？

🌿 園藝治療體驗模式多元 — 不一定需要語言的療癒力量

自然療癒學皆為非侵入式的輔助療法，其中園藝治療提供的活動教案類型包含五官七感體驗與覺醒、室內或戶外空間、活動量強度不同，皆可依個人狀況進行調整，一年中可以操作主題多元有趣，結合生活日常的體驗滿足好奇心。

園藝治療鼓勵人們增加親近自然的機會、園藝活動的參與，有益身體機能活化並達到運動效益。園藝活動中，自然而然的互動模式，活化社會關係及家人互動，「與人合作」、「協助他人」、「分享作品」有助社交活化，增加對談機會並達到情感交流。園藝治療傳遞著大地之母的能量、包容與愛，撫慰著每顆渴望被呵護的心。「我們守護自然、自然照顧我們」即是自然療癒學的共通點。

🌿 提升患者的生活質量 — 就算失智了，還是渴望度過愉悅的每一天

進入失智後，因為外出的不確定干擾因素增加，可能增加居家（室內）的相處時間，建議在身體（體力及相關可及條件）允許的情況下，多接觸戶外自然環境，優先選擇生活周邊的可及空間，再進階至移地的自然場域，讓身心經由五官接收綠色療癒力。

氣候不宜外出或身體狀況不允許時，請將綠意療癒引入室內，一樣可以感受自然的療癒力。建議您可以增加引入外部光源的空間利用（重新分配居家空間，讓患者主要的生活空間有較多的光源、空氣及自然風引入）。室內引入綠意療癒，舉凡室內盆栽、壓花壁飾、槌滾染拓居家裝飾……等活動（作品擺設），都是療癒又增加生活美質量的園藝療癒方式。

🌱 緩和照顧關係 ─ 重新認識彼此，繼續堆疊我們共同的回憶

在身體面的治療仰賴醫療體系，在生活與心理面的療癒，可借助各式輔助療法，無論被照顧者與照護者，皆需要好的生活質量，透過活動的合作並彼此陪伴，即是情感的流動，透過共同的活動參與，找回過去的回憶或重建關係。

失智者除了身體機能的狀況變化外，「遺忘」也讓家人在情感上，感到像斷了線的風箏，無論過去記憶還剩多少，此刻可以一起做什麼事享受當下美好，共築另一種相處模式即是幸福。當有一天必須道別時，這些陪伴歷程，將是家人日後思念時的養份與能量，因此各種記錄形式都具療效能量。

任何一種可以產生愉悅正向情緒的互動方式，都是被照顧者與照顧者間重要的健康養分。

園藝治療導入失智症的教案設計要領

失智症分為輕度、中度、重度及年輕型失智症，會有運動能力低下、肌力低下、認知能力問題及意識不清等個別差異。給予肌力與耐力的維持、促進新陳代謝、生活節奏的刺激，分派有目的的園藝活動，對於社交關係、維持身體機能與自理能力、延緩病程等有幫助。縱使個人因素無法參與活動，作為從旁觀察者也是一種參與形式。（經復健科醫師建議或參考本書「復健科」章節中 10RM 的測量方式，來評估適合肌耐力訓練的活動規劃）。

🌿 預防與延緩失智症輕度知能障礙MCI

這個階段屬於正常老化、老化～失智症出現徵兆之間的過渡區域。通常是面臨比較複雜的工作任務或社會環境時，才會出現問題，簡易的日常生活較無影響。因此延緩老化、延緩失能，多參與活動，有利健康維持。

活動設計注意事項

為維持社交互動，建議採「團體式」的課程，並輪流混搭設計「分組」與「個人」的課程進行模式（指作品、座位排列方式、任務分配）。不同活動參與形式，可活化參與者的身體與大腦功能，預防或延緩失智症病程者，透過園藝活動的社交參與機會，維持人際關係互動、維持生活自理能力及腦部活化為主。

除了擔任「參與者」，也可以針對個人專長（拿手）部分，邀請擔任助教，成為「主動」（帶領）角色，能力可及的條件下角色互換，在活動中獲得內在自信與正向情緒的鼓舞。

因為適合活動屬性和初期年輕型失智者相似，所以可以混合團體一同參與活動。

適合的園藝活動建議

活動環境建議：如果沒有安全疑慮下，舒適氣候採定時的戶外活動安排，熟悉的環境會增加安定感。夏季遮陰環境空間如騎樓、涼棚下、有遮陰的花園、陽台、室內環境，或夏季早晨、傍晚天氣涼爽時的公園、花園、

步道、農場、農業休閒區、有休閒設施規劃的森林空間（廁所、休憩設施、舒緩的步道等安全及生理需求設施）。

活動內容建議：可以先和參與者討論過去生活中的興趣、喜好、休閒活動、想做而一直沒進行的事，綜合討論後，再進行活動規劃。這類患者若沒有身體其他疾病考量，可以參與的活動非常多元，主題以開放的方式規劃選擇活動。

活動教案設計：聊天會、花園音樂會（卡拉OK）、森林療癒、公園散步、城市走讀、綠旅行、綠遊戲、彩繪、戶外採集活動、採收活動、盆栽式的各類蔬菜或植物栽種、各式盆栽組合、花藝設計、香草料理、食品製作皆可，重點是加入「節令」、「當季」、「懷舊」的人事物之活動規劃，所有的活動後，都進行文字、繪圖、照片等彙整紀錄，由參與者自行製作（如果必要時工作人員可以協助），辦理定期的成果分享會。

適合使用的工具：工具的選擇，除了搭配主題需要，考量參與者身體機能的操作可及性與安全性，且一定要全程陪伴完成活動。

個別注意事項：

❶ 初期以小團體活動為主，因應患者狀況，必要時請醫護人員陪同。

❷ 活動時，初期最好有家人或主要照護者陪同，可以提高安全感。

❸ 因疾病關係，參與者會有情緒的表現，可採安撫、轉移等方式，適時的給予情緒溝通輔導。

① 不宜過於度勞動的活動（衡量參與者的體能各方面的條件評估）。

② 不適合盛夏或冬季低溫極端氣候的戶外活動，避免進出溫差大的空間轉換（夏季戶外宜選擇遮陰通風舒適空間，冬季戶外宜選擇陽光照射的溫暖環境、室內、舒適溫室等環境）進行相關園藝活動。

③ 避開有刺植物如玫瑰、仙人掌、有毒植物等。初期不建議設計精細型的活動，如多肉植物、小型盆栽組合、編織、串珠、書法、繪畫、貼畫等（例外狀況，可依個人進行調整）。

🌿 中期（中度）失智症

這個階段的患者，生活能力持續下降，處理日常生活事物上變得更加困難。因此，園藝治療活動執行時，需增加陪伴者協助進行，扮演協助者的工作，提高患者參與活動的意願。課程主題，可以搭配具有生活自理能力提升的步驟，並提供適當輔具來完成作品，就算僅能參與部分工序，其他時間扮演從旁觀察者的參與方式也無妨，協助維持生活自立。

團體的課程，讓中度失智者，有參與、接觸社會的機會，避免脫離人群產生孤立無助感。透過園藝活動的工序及仿做等，讓患者持續學習，依循生活線索或與他人互助的能力。善用「主角」與「協助者」角色對調的互動模式，有利提升活動意欲與活化融入日常生活。

活動設計注意事項

採「團體式」的課程，並輪流混搭設計「分組」與「個人」的課程進行模式（指作品、座位排列方式、任務分配）。這個階段的患者，可能

較無法照課程進度或規範，例如忽然自顧自地閒聊起來，若與當下主題相關連結話題，可以停下課程說明，讓他們分享（發表），並適時的回應（或採提問方式），患者獲得鼓勵與認同，有助他們對於團體社交參與意願，維持人際關係互動，執行完活動不是唯一的可能。

適合的園藝活動建議

活動環境建議：活動環境建議：如果沒有安全疑慮下，舒適氣候採定時的戶外活動安排，熟悉的環境會增加安定感。夏季遮陰環境空間如騎樓、涼棚下、有遮陰的花園、陽台、室內環境，或早晨、傍晚天氣涼爽時的公園、花園、步道、農場、農業休閒區、有休閒設施規劃的森林空間（廁所、休憩設施、舒緩的步道等安全及生理需求設施）。

活動內容建議：有提醒季節時令的農事活動、儀式感的活動、尋找過往生活的回憶，如食品或童玩，如果可以搭配場景氛圍，全面性的生活連結。

活動設計教案：花園音樂會（卡拉 OK）、森林療癒、公園散步、城市走讀、綠旅行、綠遊戲、戶外採集活動、採收活動、盆栽式的各類蔬菜或植物栽種、插花、食品製作，重點是加入「節令」、「當季」、「懷舊」的人事物之活動規劃，辦理定期的成果分享會。

適合使用的工具：工具的選擇，除了搭配主題需要，考量參與者身體機能的操作可及性與安全性，要特別小心注意，且一定要全程陪伴完成活動。壓力型噴水器、杓型粗握把的鏟子、剪刀等工具需輕質化。

個別注意事項：

❶ 以小團體活動為主，因應參與者狀況，必要時請醫護人員陪同。

❷ 活動時，初期最好有家人或主要照護者陪同，可以提高安全感。

❸ 因疾病關係，參與者會有情緒的表現，可採安撫、轉移等方式，適時的給予情緒溝通輔導。

不適合的園藝活動

① 不宜過度勞動的活動。

② 不適合盛夏或冬季低溫極端氣候的戶外活動，避免進出溫差大的空間轉換（夏季戶外宜選擇遮陰通風舒適空間，冬季戶外宜選擇陽光照射的溫暖環境、室內、舒適溫室等環境）進行相關園藝活動。

③ 避開有刺植物如玫瑰、仙人掌、有毒植物等。不建議精細型的活動或使用細小材料，如編織、串珠、細緻彩繪型的貼畫，避免誤食風險、不可及的挫敗感（例外狀況可依個人進行調整）。

🌿 晚期（重度）失智症

這個階段的患者，日常生活幾乎完全需要依賴他人的照顧，有些失智者甚至不太語言。

活動設計注意事項

適合的園藝活動建議

處於完全要依賴他人的狀況，因此，全程參與活動的可能性較低，參

與手做型的能力也是較低，可採「從旁觀察者」身份，感受人群及熱鬧愉悅的時光氛圍，或採「景觀療癒」的方式，在精神、情緒與體能狀況好時，且安全無虞的條件下，離開房間移動至綠意空間，因需隨個人當時狀況調整，所以「個別活動」或「單一家庭」活動的可能性較高，無法規劃固定課程時段。

🌿 年輕型失智症者

失智症共照中心定義：年輕型失智症（young onset dementia）又稱早發型失智症，是指 65 歲以前發病者，因多重原因而造成，如：阿茲海默症、血管性失智症、額顳葉失智症等，並且有些患者可能具家族性或遺傳性。症狀研究指出，發病初期大多就會出現明顯的精神症狀與個性改變，智能衰退情形較不明顯，並且年輕型失智症患者較容易出現，立即性語言記憶及注意力缺陷的狀況。此外，患者退化速度較快，因此早期診斷早期治療，將有助於延緩惡化。這類對象不在政府的失智症照顧補助對象，但正處壯年，可能上有父母、下有子女，是家中重要的經濟支持來源或主要照顧者，因此對於這類家庭及本人是身心及經濟多面向的負擔。

活動設計注意事項

年輕型失智者，主要表現在人際的社會功能與執行功能，較多在疾病初期有明顯的精神症狀與個性改變，認知功能早期不一定會有明顯的缺損（常被歸因於情緒問題而不易診斷）。年輕型失智者較少有合併全身

性疾病，容易被延遲診斷 2 ～ 3 年，因此開始出現失智症症狀時多仍在工作，對於家庭經濟的負擔與家庭關係的衝突較大且退化的過程較快。

年輕型失智者的園藝治療課程，可規劃職業再造、情緒的出口與轉移、延緩自理能力退化等，有助減輕家庭照顧者的負擔，以及年輕型失智者個人的心理負擔。與參與者進行充分的溝通、討論課程目標，讓本人更清楚自己的目標，也有助活動意欲提升，降低挫折與抗性。活動初期提供療癒的體驗，以紓緩壓力為主，之後再依照個人的專長與特質，進行職能分析後，設計適合的工作項目，除了療癒也可能成為新的職能發展收入來源，降低家庭照顧負擔。另不定期設計親子參與、照顧者及被照顧者的活動，有助彼此理解及關係活化。

針對年輕型失智者的活動帶領，除了課程說明需明確且同步示範，佐以筆記講義有利於參與者的學習及記憶。將此刻、過去、未來彙整成一本「我的生命繪本」，在認知還沒完全尚失前，協助錄製他對家人的愛與想法，好好記錄下來給未來的自己，當記憶模糊時，還可以透過「我的生命繪本」，回憶當時的自己並作為日後家人回憶。

綠栽培、綠藝術、綠遊戲、綠飲食、綠用品都是可是以適性規劃，如果參與者的身心理狀況可及，我希望讓園藝療癒課程，邁向職能訓練規劃，以「展能」作為課程設計主軸，作品設計搭配市場脈動具有商品販售價值，經過「職業再造」、「分工合作」方式產出作品，在製作過程中享受了園藝治療的心理療癒與身體機能活化效益，完成後的作品，還可作為商品販售增加個人收入，減低家庭經濟負擔，也是自尊感的來源，且可融入團體，有助社交關係活化與維持。

因為初期的年輕型失智症患者適合活動屬性，和輕度失智症者相似，所以可以混合團體一同參與活動。

適合的園藝活動建議

活動環境建議：如果沒有安全疑慮下，舒適氣候採定時的戶外活動安排。遮陰環境空間如騎樓、涼棚下、有遮陰的花園、陽台、室內環境，或夏季早晨、傍晚天氣涼爽時的公園、花園、園藝店、花市、步道、農場、農業休閒區、有休閒設施規劃的森林空間（廁所、休憩設施、舒緩的步道等安全及生理需求設施）。

活動內容建議：可以先和參與者討論，過去生活中的興趣、喜好、休閒活動，想做而一直沒進行的事，綜合討論資料後，再進行活動規劃討論。這類患者若沒有身體其他疾病考量，可以參與的活動非常多元，盡量以開放方式規劃、選擇活動。

活動設計教案：聊天會、花園音樂會（卡拉 OK）、森林療癒、公園散步、城市走讀、綠旅行、綠遊戲、彩繪、戶外採集活動、採收活動、盆栽式的各類蔬菜或植物栽種、各式盆栽組合、花藝設計、香草料理、食品製作皆可，重點是加入「節令」、「當季」、「懷舊」的人事物之活動規劃，辦理定期成果分享會。所有的活動後，都進行文字、繪圖、照片等彙整紀錄，由參與者自行製作（如果必要時工作人員可以協助）。

適合使用的工具：依照主題搭配即可。工具的選擇，除了搭配主題需要，考量參與者身體機能的操作可及性與安全性，要特別小心注意，且一定要全程陪伴完成活動。

個別注意事項：

❶ 以小團體活動為主，因應參與者狀況，必要時請醫護人員陪同。

❷ 活動時，初期最好有家人或主要照護者陪同，可以提高安全感。

❸ 因疾病關係，參與者可能有一些情緒表現，透過安撫、轉移適時的給予情緒溝通輔導。

❹ 先經過五官體驗主題一輪後，透過活動觀察個別狀況，再決定是否可以進行精細型活動。

不適合的園藝活動

❶ 不宜過於度勞動的活動（衡量參與者的體能各方面的條件評估）。

❷ 不適合盛夏或冬季低溫極端氣候的戶外活動，避免進出溫差大的空間轉換（夏季戶外宜選擇遮陰通風舒適空間，冬季戶外宜選擇陽光照射的溫暖環境、室內、舒適溫室等環境）進行相關園藝活動。

❸ 避開有刺植物如玫瑰、仙人掌、有毒植物等。初期不設計精細型的活動，如易壞損得多肉植物盆栽、小巧的盆栽組合、編織、串珠、書法、細緻彩繪型的貼畫（可因個人進行調整）。

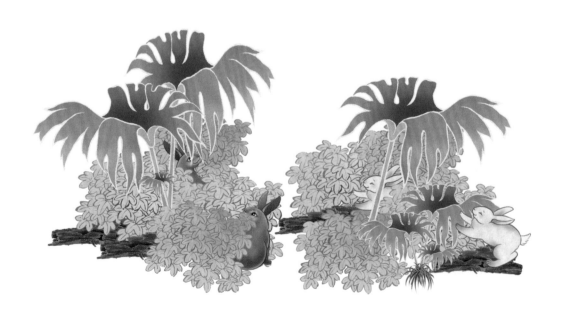

陳韋伶
醫師

給園藝治療師的話

失智了，還是要繼續健康生活

在台灣，近年來失智症的照顧方針已從「如何給予患者基本的日常生活需求」快速晉升為「如何提高患者與家屬的日常生活品質」。而我認為園藝治療就是一項很值得被提倡，能用來促進失智症家庭中每一位成員繼續過好健康生活的重要方法。

此篇透過列出各失智級別的方式清楚引導園藝治療師學習該如何規劃精確的園藝活動內容，以達到協助失智患者喚醒記憶、降低焦慮、增加社交、自我肯定與共創回憶的目標。失智症的長期照顧工作實屬不易，有機會帶領失智患者與家屬一起體驗不被行動能力限制的綠陪伴經驗，且一同參與失智家庭生活樂趣再創造的過程，我想將會是每一位園藝治療師最有成就感的美好時刻。

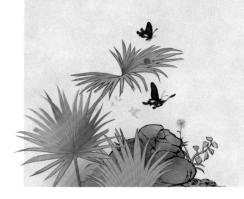

陳韋伶

給園藝治療師的話

園藝治療師應先理解失智者個別的身心理狀態，才能提供適切的園藝治療服務

失智者像似眼前戴了面紗，看不出對方是誰？

一因為辨識臉孔的能力下降。

看不懂面紗外面發生了什麼事？

一因為理解、解讀功能能力下降。

外人看不清楚面紗內的失智者到底是誰？

一因為個性、認知和樣態都改變了。

外人看不懂面紗內的失智者發生什麼事了？

一因為少了過去的習慣維繫情感的認知功能。

失智者看似平靜的日常，其實不表示腦中停止思考或無感，因此陪伴者（家人）要找出彼此連結，才能重新建立關係。

失智者的園藝治療活動目標為「快樂參與、輕鬆學習」

無論失智與否，對於愛、渴望與他人產生連結的盼望依舊在，輔以園藝活動增加社交關係，透過體驗產生的愉悅感知，有助身體機能持續活化。失智者可因生活自立支援獲得（維持）自尊感，其有助病患與家屬、病患與照顧者、照服員、社工師、專案主管、機構管理者間的關係獲得改善，並緩解彼此壓力。失智者的園藝治療教案設計（含帶領技巧），是以「快樂參與、輕鬆學習」為主軸，順應

參與者當時的身心理狀態進行調整，若按表抄課、強制參與只會增加抗性，無法提供療癒的愉悅感受，喪失園藝治療的意義。

園藝治療在失智症照護上，可以做什麼？

園藝治療多元有趣且融入日常生活，藉由自然空間的「景觀療癒」或是「活動參與型」，可因著失智者狀態、環境設備條件、氣候條件、預算等，主客觀條件進行調整。透過「綠栽培」活動啟動親生命本性，並產生規律的活動週期，自然而然成為每天且固定的生活習慣。失智者及照顧者可一起在多元的園藝治療活動中，啟動五官感知活化，建立協同關係彼此陪伴，並連結開啟愉悅的美好感知，藉以共築回憶。

失智照護推動園藝治療活動，提升正向情緒、活動意欲提升、身體機能達到持續活化與促進效益，讓每一天依舊美好。失智者的「遺忘」因人而異，雖然記憶無法點線面串連，但有些過去的經驗、慣性沒遺忘、藝術美學感知，以及對於靈性需求等，其中藝術美學感受力失去的速度最慢（與原本生命經驗有關），美好事物的鑑賞力，串起愛的關聯、支援與支持，亦是陪伴的模式之一。

園藝治療導入失智陪伴的「綠陪伴」技巧

失智後情感的連結更換了途徑，不再是習慣的既定方式，但請相信愛依舊在。親近自然的任何形式，一起探索生命過去的軌跡，任何可以一起彼此陪伴的當下，都是連結失智者與家人間的可能，因此鼓勵家人一同參與園藝治療活動，一起走進自然，重新再度擁抱彼此吧！

園藝治療師您一個微笑、一雙和善的關懷眼神、一句正向的肯定或鼓勵的詞彙、輕握雙手、一個擁抱、輕輕拍打、按摩…都是情感的傳遞信賴的啟動。同時，另一個重要的提醒，請給予陪伴照顧者（或家人）支持與肯定。

為何選擇園藝治療作為失智陪伴的工具？

園藝治療即是涵蓋生活日常、自然美學與休閒活動的體驗。因此在活動中易引發失智者自身的「能力」，有時話匣子開啟便盤古開天的聊了起來。也可能因活動參與觸及過去的生活經驗、專長（工具、材料、情境），失智者立即進入心流體驗美好中，隨心所欲地發揮、自信並展顏歡笑，感知滿足並喜悅，失智者當下獲得心靈的滿足與安定，這樣的美好畫面，常常在我帶領的活動中出現。

建議園藝治療師們請帶著「相信」，您將和參與者一起發現生命的各種可能。

年輕型失智者，可以在發病初期與家人一起討論，我想要的陪伴方式。

建議年輕型的失智者及家人，可以在病程前期一起討論，哪些是自

己想要持續互動的人事時地物、還想要或可能感知幸福安定的路徑，例如我喜歡看日落夕陽、我想待在森林、我想要泡湯、我想去旅行、我喜歡哪一類的音樂、我會想見誰？……有一天失智病程加劇後，作為家人陪伴的參考，讓失智的自己有機會持續想要的生活方式，是安心安定的心理支持。

「環境療法」提供失智者多面向的自然療癒平台

為了人類身心靈健康促進，提升傳統醫學技術同時，全球發展出許多「輔助療法」，其目的不是為了取代傳統醫學，而是輔助傳統醫學，提供更多元的健康促進形式，例如「森林醫學」、「森林療癒」、「園藝治療」、「農業療癒」、「園藝福祉」、「冒險治療」、「攀樹治療」、「懷舊治療」、「音樂治療」、「藝術治療」、「宗教治療」、「運動治療」、「大笑治療」等多元選項，皆可能作為失智症預防、失智陪伴、維持家庭生活質量及舒緩照顧壓力。

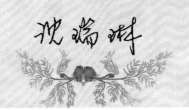

3-7

園藝
治療

實踐在「身心障礙者的 日常與職能發展」現場

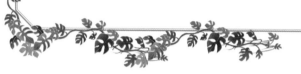

適用：社區、機構、社區團體家屋、小作坊、庇護工場等身心障礙者

❶ 「生命會尋找出口，情緒也需要出口」。

❷ 培養休閒活動及興趣。

❸ 社會融合並培養社交關係能力。

❹ 維持身體機能活化。

❺ 培養職能發展的可能。

與學者對談

分享日本社會福利法人「惠光園」的身心障礙服務設施與服務理念，並邀請尾家誠子理事長分享，疫情及後疫情的服務的變化。

現職：

日本惠光園理事長

設立至今即將邁入 70 年，提供身心障礙者及家庭，各種諮詢支援、生活自立、課後一日服務、生活照護、職業訓練、共同生活援助、居家照護等多面向的服務。

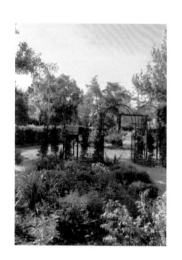

〒 828-0061 福岡縣豐前市大字荒堀 37-12

TEL：0979-82-2676　FAX：0979-82-9319

網址：https://keikouen.org/

認識身心障礙

身心障礙有 16 個障礙類別，分成先天、後天疾病及老年退化。各類又細分為輕度、中度、重度以及極重度。

🌿「先天障礙」

依序比率由高而低為（每年統計數字會有變動）罕見疾病、智能障礙、自閉症、聲音或語言機能障礙、顏面損害者、多重障礙、視覺障礙、頑性（難治型）癲癇症、聽覺機能障礙、肢體障礙、慢性精神病患者、重要器官失去功能、平衡機能障礙、植物人、失智症、其他。

🌿「後天障礙」

可能因為交通事故、職業傷害、其他事故傷害、疾病、家庭或社會因素、其他等導致，其中 15 項與先天障礙一樣，但依序比率不同（每年統計數字會有變動），後天為重要器官失去功能、平衡機能障礙、聲音或語言機能障礙、多重障礙、視覺障礙……等。

🌿「老年退化的身心障礙」

有 12 類，依序比率由高而低為（每年統計數字會有變動）依序為失智症、聽覺機能障礙、平衡機能障礙、視覺障礙、肢體障礙、多重障礙、植物人、重要器官失去功能、慢性精神疾病患者、聲音或語言機能障礙、其他。

🌿 早期療育—早期發現早期治療

針對發展遲緩或身心障礙嬰幼兒，透過治療與教育早期接受適當的訓

練，經醫生的診斷及孩子的個別需求，進行的教育、醫療、復健、家庭支持及社會資源等服務完整療癒計劃，以便能支持並加強孩子的發展，降低障礙的程度。一方面開發孩子的潛力，一方面減輕障礙程度及併發症，以使這類孩子能和同齡孩子一樣過正常生活的能力，早期發展影響一個人人格及各方面的發展（例如：認知、語言、情緒等）。六歲前是嬰幼兒發展的黃金期，在學齡前接受早期療育是孩子能力發展的關鍵期。且三歲以前做早期療育，一年的功效是三歲以後的十倍，所以早期發現、早期介入、早期治療對孩子幫助愈大，及早提供各項刺激，促使幼兒在黃金階段得到適當的協助。

🌿 特殊教育

根據特殊教育法定義，接受特殊教育的身心障礙學生（存在個別差異）大致分為智能障礙、視覺障礙、聽覺障礙、肢體障礙、語言障礙、身體病弱、嚴重情緒障礙、學習障礙、多重障礙、自閉症、發展性遲緩及其他顯著障礙。為保障身心障礙者的受教權，台灣推動特殊教育法，落實於國民義務教育及高等教育中。

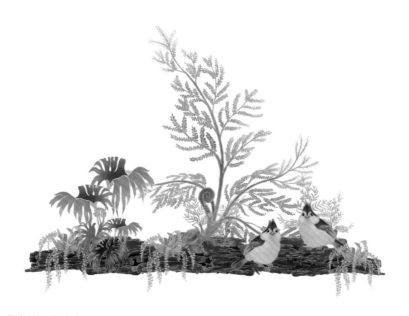

園藝治療導入身心障礙對象、家庭及團體如何執行？

🌿 有助推動多元就業模式

目前政府提供之就業服務模式有一般性、支持性、庇護性及居家就業模式。讓不同類別、程度的障礙者，透過職務再設計、科技輔具、就業支持等協助，獲得相等的就業機會，也讓不同程度的障礙者得到適性的服務。

🌿 身心障礙機構團體—導入園藝治療的可能性與效益

在推動園藝療法初期，需先讓全體職員理解並認同園藝療法，才能轉化成行動配合執行力的首要要件，而療法的組合應用，則是牽動住民與職員間相互的關係。

❶ 環境療法中的園藝療法在身心障礙者的生活中，以自然與人的環境對他們產生的影響最大，積極的將環境療法導入其中，將會看見良好的成效。

❷ 確立園藝療法的意念定位，因從事農藝相關作業有循環性、在自然力中重獲自信心、拾獲自尊，是很親和的一種療法。

❸ 常態化的園藝療法實現日常園藝活動，可以參與的人較廣，門檻限制低且具有活動多樣性。

❹ 身心障礙機構（單位）推動園藝療法，可以涵蓋工作、休閒、家庭生活、健康。園藝療法以農業、園藝為活動主軸，隨個人興趣與能力導向來規劃活動計畫。

園藝治療導入身心障礙對象、家庭及團體的終極目標為何？

推動園藝治療可以滿足身心障礙者對於食、衣、住、行、育、樂的渴望，維持身體機能活化，學習並增加社交關係互動，並得到心靈的正向滿足，無論有無障礙，人人都渴望自信、愉悅、滿足且感到幸福感的生活日常。

園藝治療可提供的參與形式多元且有趣，提供參與者符合可及能力、強項感知的活動體驗，優化生活質量，有助身心健康及降低照顧者負擔與喘息時光。

美味早餐背後感人的故事

憶起 2009 年我去日本惠光園交流，一早醒來，已見尾家理事長準備好一桌色香味俱全的早餐，酵母麵包是亮點，尾家理事長開心的說：「這是第一次送來」，原來這是一位到惠光園參加一日服務的參與者製作的，她因為患有憂鬱、燥鬱症，所以對於執行計畫之事常有阻礙且興趣缺缺，有一回她說自己對於做麵包很感興趣，也上麵包課，並逐步在家中購置設備，理事長聽到了很開心也鼓勵她，可以朝這方面發展且可在家就業，又可與人分享健康的麵包。

為了鼓勵她，立即下單成為她的客戶，但歷經多次下單卻都未如期送來，今天尾家理事長一樣懷著忐忑的心，但就在看到門口掛著這袋麵包時，非常的開心。因為這個 "第一次" 具有許多的意義，表示她已經可以控制自己的情緒意念，執行計畫中的事，以及對於「做麵包」這件事的更堅定了。當我們一起品嚐這麵包時，無以倫比的可口即可知她在材料比例、時間掌握、技術上的精準，這些對於患病的她而言，都是挑戰與突破，深具意義讓人替她開心，每一口麵包都是感動。

🌿 「綠飲食」

情緒障礙類的患者，若提供「綠飲食」體驗，其中以麵粉加工相關的活動，如包子、饅頭、糕點、麵包、麵條等製作，透過製作過程中發酵（時間管理、環境知覺）、揉麵（情緒出口、身體知覺）、烘烤蒸煮（觀察與覺察力），以及過程中食品的香氣給了成品的期待，最後的品嚐及分享，是一個既完整又美好的療癒歷程，更可以作為職能發展方向，應該採「鼓勵她做不是幫她做」的模式，因為製作的過程即是無可取代的重要療癒歷程。

🌿 「烘焙」也算園藝治療嗎？

烘焙食品即是「綠飲食」，園藝學涵蓋五大類，花卉、蔬菜、果樹、園產品加工、景觀，其中園產品加工（食品加工），所以我們日常料理食物、醃製、品咖啡、飲茶品、果汁乃至三餐都是在園藝治療，即是「綠生活」的體現。

早期大家對於園藝治療侷限在「綠栽培」範圍，以為僅是植物栽培與觀察、農務體驗的範圍，本書中歸類「園藝治療的十五類療癒形式」即可見其可廣可深的教案形式，可依照對象需求不同，達到因地制宜、量身打造。

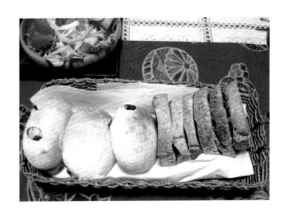

園藝治療導入身心障礙、家庭及團體的教案設計領

🌿 肢體障礙者

因為無法行動自如、活動範圍受限、需要依附他人協助等因素，常會感到孤立、自我設限、自我貶抑、對於未來前途感到悲觀等。和肢體障礙者互動技巧有個別差異，可以先詢問障礙者，需要哪方面的協助？如何協助？不宜貿然協助。若為多重障礙者，則需加入其他障礙一起進行活動評估。

面對肢體障礙者，我們可以這樣做

❶ 可以放慢我們的原本步行速度，配合肢體障礙者的步調。

❷ 行進中若發現前方有障礙物，可協助提前排除。

❸ 若是在上下樓梯時，可以空出和障礙者相鄰的手，方便他需要時可以抓握我們（障礙者要靠扶手並抓握扶手）。

❹ 若上下車時，請協助開關車門、遞枴杖或將輪椅推近障礙者且固定好煞車。

❺ 若行進有坡度路面時，也要注意小心並提醒障礙者，確認是否需要協助？以及需要如何協助？

活動設計注意事項

　　園藝活動場地，應選擇無障礙設施的場域。建議若是室內型活動應安排在單純的空間、鄰近洗手間、主要出入口（容易辨識定向），不宜選擇開放空間或人流繁雜的環境。避免不同團體同時使用一個開放空間，容易互相干擾，參與者會感到沒有安全感且無法專注，以致無法投入活動中。

　　整體園藝治療復康活動場地安排，盡量減低變動性，例如：同質性的主題活動，宜安排在相同教室（空間）、安排同位園藝治療師、同位的園藝治療助教及社工師，以提高障礙者的安全感。

　　若預計進行戶外活動參與前，團隊必須先完成場地探勘及分組任務分派。

適合的園藝活動建議

活動環境建議：優先選擇障礙者熟悉的場域。單一教室或經確認符合無障礙設施之獨立空間花園、專區的農地。

活動內容建議：主題先以生活相關為優先，並符合活化身體機能、腦部活化以及生活自立。適應團體活動參與後，透過活動歷程設計，創造障礙者與同儕自然產生社交互動機會，有利社交活化及未來社會適應歷程。可一對一、小團體形式，依個人狀況調整。

活動教案設計：「綠陪伴」是建立關係的第一步。若無個人其他因素考量，「綠栽培」、「綠用品」、「綠藝術」（非精細動作類）、「綠飲食」、「綠遊戲」等皆可嘗試，但需要依照每次參與狀況進行必要調整。若選擇「綠栽培」的播種時，主題宜選取易栽培及發芽率較高、蔬菜類（盆植）、香草植物栽培、開花植物類等，須避開有刺、有汁液會導致過敏、有毒性的植物類別。「綠

旅行」等移動式療癒，須待建立彼此關係後，以及障礙者熟悉團體活動後再行辦理。

適合使用的工具：需針對障礙者的活動阻礙面，進行輔具規劃，以利提升活動參與度。

個別建議：若無法立即參與操作式療癒主題，可以先作為「從旁觀察者」。或是帶到鄰近綠覆空間（校園、鄰里公園）曬曬溫和陽光、看看人潮與觀看他人活動，都具有親近人群的社會關係融合效益，建議適合陽光的時段為上午 10 點前或下午 5 點後（低溫期或冬季可視天氣狀態調整）體感舒適柔和的時段，以背部為接受陽光面，正確的日光浴方式才有益身心健康。

不適合的園藝活動

① 不適合盛夏高溫、冬季低溫極端氣候時的戶外活動。活動進行中，不宜進出溫差大的空間轉換。

② 不宜活動量大的活動（如田間活動）。初期避免自主決策比例高、與陌生同儕協同進行、個人發表分享等活動主題或帶領形式暫不宜。初期活動，可設計與陪伴者（照顧者）協同合作模式完成作品。

③ 初期不宜安排野外（戶外）取材活動，環境陌生容易產生恐懼並具危險性。

🌿 聽障者與語言障礙者

聽障者

因聽覺障礙的關係，與人溝通時有明顯障礙，例如：發音不全、較無抑揚頓挫，或有身體向前傾想聽清楚對方聲音的動作，易受環境音干擾，因而有專注力不集中，或無法覺察他人在講話，也可能因期待接收他人訊息而有左顧右盼的情形，若為多重障礙者，則需加入其他障礙一起進行活動評估。

語言障礙者

會有語言障礙或表達能力阻礙，分為先天無口語、語言發展遲緩，或後天語言發展中斷。

因為構音、聲音、語暢的困難，無法發出標準語言，導致詞不達意或措詞不當，為避免錯誤會變得少語，甚至完全無語狀態。若為多重障礙者則需加入其他障礙一起進行活動評估。

「聽障」、「語障」者隨著個人成長環境、家庭或受教等因素，影響心理狀態表現，亦是有個別差異性，部分聽語障礙者會因自小受較多保護或旁人代勞，導致生活自理能力不足。聽語障礙者溝通以手語為主，表情也是他們的語言之一，一般人可能有時較無法適應他們生動的表情（有人覺得太激動不適應）。聽語障礙者有可能因為資訊來源不夠全面，讓人誤會他自我、主觀、固執等。另因為這兩類障礙者手語溝通時動作較大，會影響到人際互動，在團體中較不容易獲得正向的人際互動關係。

面對「聽障」和「語障」，我們可以這樣做

❶ 說話時，嘴型清楚、速度慢，若聽語障礙者兩耳中有一耳聽力較好，可以靠近這一方說話。

❷ 可以用語言以外的表達方式輔助溝通，例如文字、表情、肢體動作（示範）等，有助理解。

❸ 同樣的語意，可以試著用幾個不一樣的語彙，或其他容易理解的傳達方式表達。

❹ 若聽語障礙者在團體中，我們可以隨時觀察注意他融入團體的狀況，適時的提供協助。

❺ 若發現有人呼喚他時，可以協助提醒。

活動設計注意事項

聽障者與語障者屬性相近可以規劃一起參與活動。

園藝活動場地，應選擇無障礙設施的場域。建議若是室內型活動應安排在單純的空間、鄰近洗手間、主要出入口（容易辨識定向），不宜選擇開放空間或人流繁雜的環境。避免不同團體同時使用一個開放空間，容易互相干擾，參與者會感到沒有安全感且無法專注，以致無法投入活動中。

整體園藝治療復康活動場地安排，盡量減低變動性，例如：同質性的主題活動，宜安排在相同教室（空間）、安排同位園藝治療師、同位的園藝治療助教及社工師，以提高障礙者的安全感。若預計進行戶外活動參與前，團隊必須先完成場地探勘及分組任務分派。

適合的園藝活動建議

活動環境建議：優先選擇障礙者熟悉的場域。單一教室或經確認符合無障礙設施之獨立空間花園、專區的農地。

活動內容建議：可以用講義或 PPT 輔佐活動說明，示範時也要口語同時輔以動作示範，如果課程需要，請安排一位手語老師協助課程。

主題先以生活相關為優先，並符合活化身體機能、腦部活化以及生活自立。適應團體活動參與後，透過活動歷程設計，創造障礙者與同儕自然產生社交互動機會，有利社交活化及未來社會適應歷程。可一對一、小團體形式，依個人狀況調整。

活動教案設計：「綠陪伴」是建立關係的第一步。若無個人其他因素考量，「綠栽培」、「綠用品」、「綠藝術」、「綠飲食」、「綠遊戲」等皆可嘗試，但需要依照每次參與狀況進行必要調整。

若選擇「綠栽培」的播種時，主題宜選取易栽培及發芽率較高、蔬菜類（盆植）、香草植物栽培、開花植物類等，須避開有刺、有汁液會導致過敏、有毒性的植物類別。

「綠旅行」等移動式療癒，須待建立彼此關係後，以及障礙者熟悉團體活動後，評估適合場地探勘後再行辦理。

適合使用的工具：需針對障礙者的活動阻礙面，進行輔具規劃，以利提升活動參與度。因聽障者無法立即聽見環境音，所以不建議操作有危險性的作業，且陪伴人員必須隨時在身邊近距離陪伴，確保進行的安全性。

個別建議：若無法立即參與團體，可以先作為「從旁觀察者」。也可先進行個別式「景觀療癒」，帶到鄰近綠覆空間（校園、鄰里公園），曬曬溫和陽光、看看人潮與觀看他人活動，都具有親近人群的社會關係融合效益，建議適合陽光的時段為上午 10 點前或下午 5 點後（低溫期或冬季可

視天氣狀態調整）體感舒適柔和的時段，以背部為接受陽光面，正確的
日光浴方式才有益身心健康。

不適合的園藝活動

① 不適合盛夏高溫、冬季低溫極端氣候時的戶外活動。活動進行中，不
宜進出溫差大的空間轉換。

② 不宜活動量大的活動（如田間活動）。初期活動，可設計與陪伴者（照
顧者）協同合作模式完成作品。

③ 初期不宜安排野外（戶外）取材活動，環境陌生容易產生恐懼並具危
險性。

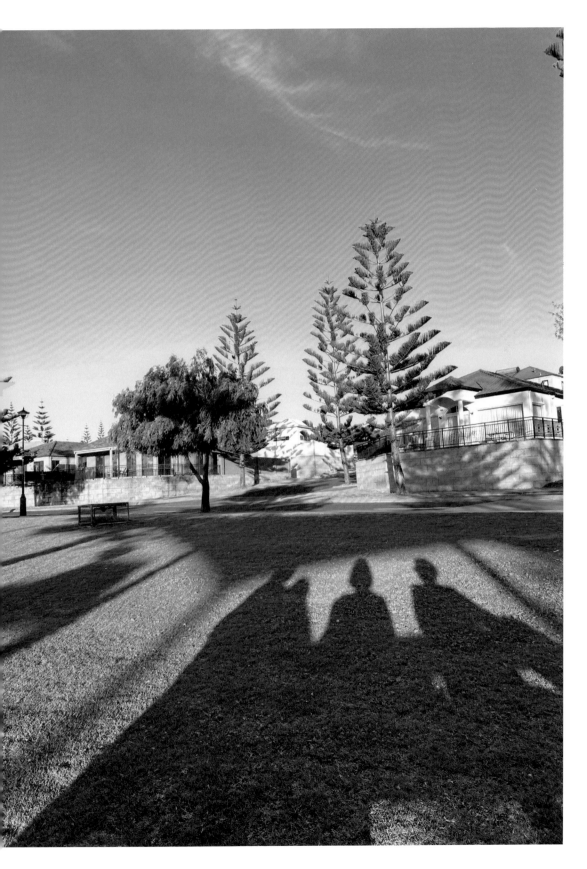

🌿 精神障礙者

對於生活上具有規則事務有配合困難，以及群體性的配合困難。因為疾病關係可能出現幻聽、幻視……等幻覺，容易對人產生不信賴感，可能會有喃喃自語，甚至破壞或攻擊行為出現，或是一些特異行為，當情緒不定時，會出現行動量極端的增加或減少。

精神障礙者堅信自己的中心思想（內隱或表述內心思想），但事實上可能是與社會思想背道而馳，這樣的衝突性也增加社會適應困難，有時對於事情的情緒表現，違反一般世俗喜怒哀樂的表現，也可以透過行為及判斷其為疾病患者。障礙可能是先天，而人格統合異常，可能是成長過程中有心理創傷或發展偏差所致。

一般而言精神障礙者抗壓性、耐挫性較低，面對挫折可能會表現成缺乏興趣或過度順從。有可能因為記憶和認知功能受損，所以無法賦予符合他本身年齡的角色，因為無法勝任，對自己的未來感到悲觀，長期下來容易退縮或產生社會隔離。也有因為無病識感或不願面對，擔心就醫被貼上疾病標籤，處於矛盾中而無法穩定就醫影響病情。當負面情緒或感到壓力時，會藏隱藏自己的感受、情緒與壓力不說，導致忽然爆發時，發生不適切的行為反應，這樣心理長期的壓力與焦慮，造成更無法適應外界社會，種種因素堆疊導致低自尊、低自信，以致有建立關係的阻礙。若為多重障礙者，則需加入其他障礙一起進行活動評估。

面對精神障礙者，我們可以這樣做

❶ 保持接納、友善、尊重、鼓勵的互動方式，協助排解在團體中被排斥的狀況。

❷ 不要將其視為病人而過度保護或縱容，用關心、討論、調整的方式協助情緒出口，並轉移壓力，修正討論再執行。

❸ 用冷靜、客觀的態度面對，以同理心、親情、信仰、道德普世價值合理觀念開導，用分析事實客觀態度溝通。

活動設計注意事項

園藝活動場地，應選擇無障礙設施的場域。建議若是室內型活動應安排在單純的空間、鄰近洗手間、主要出入口（容易辨識定向），不宜選擇開放空間或人流繁雜的環境。避免不同團體同時使用一個開放空間，容易互相干擾，參與者會感到沒有安全感且無法專注，以致無法投入活動中。

整體園藝治療復康活動場地安排，盡量減低變動性，例如：同質性的主題活動，宜安排在相同教室（空間）、安排同位園藝治療師、同位的園藝治療助教及社工師，以提高障礙者的安全感。

若預計進行戶外活動參與前，團隊必須先完成場地探勘及分組任務分派。

適合的園藝活動建議

活動環境建議：優先選擇障礙者熟悉的場域。單一教室或經確認符合無障礙設施之獨立空間花園、專區的農地。

活動內容建議：非發病期時，精神障礙者可以參與的活動很多，能力也很好，多鼓勵與陪伴有利提升活動參與度。協助引導障礙者表達力，以及提供各種可以表達的形式，不限口語表達，當情緒有了出口，心情自然穩定，再佐以個人興趣或有趣的活動參與，達到情感依附或移轉，療癒體驗其中並獲得成就感，堆疊正向感知與情緒有益健康。

園藝治療師示範說明要清楚明瞭，且口語說明同時輔以動作示範，有利學習力提升。主題先以生活相關為優先，並符合活化身體機能、腦部活化以及生活自立。適應團體活動參與後，透過活動歷程設計，創造障礙者與同儕自然產生社交互動機會，有利社交活化及未來社會適應歷程。可一對一、小團體形式，依個人狀況調整。可以定期辦理發表會或市集銷售作品，有利自信建立。

活動教案設計：「綠陪伴」是建立關係的第一步。若無個人其他因素考量，「綠栽培」、「綠用品」、「綠藝術」、「綠飲食」、「綠遊戲」等皆可嘗試。

若選擇「綠栽培」的播種時，主題宜選取易栽培及發芽率較高、蔬菜類（盆植）、香草植物栽培、開花植物類等，須避開有刺、有汁液會導致過敏、有毒性的植物類別。

「綠旅行」等移動式療癒，在建立彼此關係及團體適應後，即可評估適合場地探勘後辦理，多親近自然、走出戶外是緩解壓力的解方。

適合使用的工具：除了考慮主題所需工具外，工具安全性很重要，確認參與者目前狀態，是否有因藥物導致的幻覺等狀態，園藝治療師要掌控工具，有風險考量時，可依照主題先進行材料準備，現場不提供工具。

個別建議：若無法立即參與團體，可以先作為「從旁觀察者」。也可先進行個別式「景觀療癒」，帶到鄰近綠覆空間（校園、鄰里公園），曬曬溫和陽光、看看人潮與觀看他人活動，都具有親近人群的社會關係融合效益，建議適合陽光的時段為上午 10 點前或下午 5 點後（低溫期或冬

季可視天氣狀態調整）體感舒適柔和的時段，以背部為接受陽光面，正確的日光浴方式才有益身心健康。

不適合的園藝活動

❶ 不適合盛夏高溫、冬季低溫極端氣候時的戶外活動。活動進行中，不宜進出溫差大的空間轉換。

❷ 初期先以舒適且輕鬆的活動為主，暫不適合體力過度消耗、活動量大的活動。初期活動，可設計與陪伴者（照顧者）協同合作模式完成作品。

❸ 初期不宜安排野外（戶外）取材活動，環境陌生容易產生恐懼並具危險性。

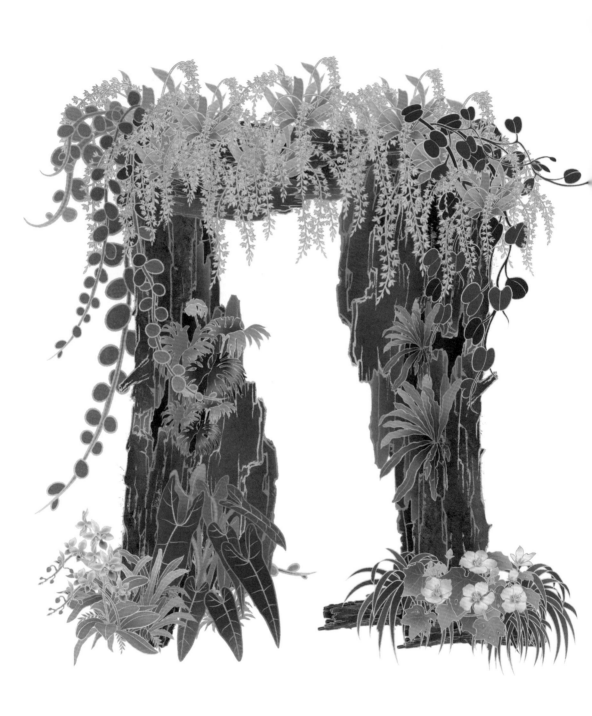

🌿 智能障礙者

智能障礙的成長過程成因可分為先天與環境，先天則是胚胎早期，環境因素則是胚胎發展過程、出生前後及幼兒期發生任何不利因素，因為發育不全或停滯，伴隨有認知障礙與社會行為缺陷。

智能障礙者的先天差異大，部分智能障礙者同時也有聽力障礙，或是其他肢體動作缺陷（多重障礙）。

動作方面限制明顯，特別是重度者，情緒方面自我掌控度較低，在人際關係與社會互動能力不足。因為長期挫折經驗累積致使焦慮及恐懼情緒，可能導致併發選擇性緘默症，在個性上可能會較為固著，特別是輕度障礙者可感受社會壓力，更需透過陪伴方式給予開導。智能障礙者會受周遭人行為回應而擺盪（附和），所以需要再三確認其所表達的訊息？因為低自尊感所致的社會孤立，容易產生偏離行為，因此在社會適應及拓展社交關係是很重要且有助益的。建議在就業上，可協助先多元體驗與探索，媒合興趣提升學習力後，發展成可以就業的能力。

面對智能障礙者，我們可以這樣做

❶ 「鼓勵他做不是幫他做」，指導者應嘗試多種學習方式，不要因為憐憫而代勞，會剝奪他的學習機會，會更退縮欠缺自信。

❷ 要注意在團體中是否有被捉弄或被霸凌狀況，應立即伸出援手。

❸ 以示範加上解說的方式，有助智能障礙者學習，不宜僅口述。指揮、命令的方式更是不恰當的互動方式。

❹ 對於發生不當行為時先支開，先了解原委後再處理。任何不當行為都要說明導正，才能有利社會關係互動。

❺ 智能障礙者進行作業時，需要有工作人員在一旁隨時注意確認，否則錯誤養成固定模式，會增加修正難度。

❻ 對於他感到得意的事，先給予正向回饋，在確認事件妥適性後（有時並非是符合一般價值觀的事），必要時須委婉溝通修正，避免受挫感而拒絕、害怕嘗試或隱匿。

活動設計注意事項

　　園藝活動場地，應選擇無障礙設施的場域。建議若是室內型活動應安排在單純的空間、鄰近洗手間、主要出入口（容易辨識定向），不宜選擇開放空間或人流繁雜的環境。避免不同團體同時使用一個開放空間，容易互相干擾，參與者會感到沒有安全感且無法專注，以致無法投入活動中。

　　整體園藝治療復康活動場地安排，盡量減低變動性，例如：同質性的主題活動，宜安排在相同教室（空間）、安排同位園藝治療師、同位的園藝治療助教及社工師，以提高障礙者的安全感。若規劃戶外式活動教案，團隊必須先完成場地探勘及分組任務分派。

適合的園藝活動建議

活動環境建議：優先選擇障礙者熟悉的場域。單一教室或經確認符合無障礙設施之獨立空間花園、專區的農地。

活動內容建議：若為多重障礙者，需搭配相關資訊合併評估活動設計。協助引導障礙者表達力，以及提供各種可以「表達」的形式，不限口語表達。當情緒有了出口，心情自然穩定，再佐以個人興趣或有趣的活動參與，達到情感依附或移轉，療癒體驗其中並獲得成就感，堆疊正向感

知與情緒有益健康。園藝治療師示範說明要清楚明瞭，且口語說明同時輔以動作示範，並分次進行講解，有利學習力提升。主題先以生活相關為優先，並符合活化身體機能、腦部活化以及生活自立。適應團體活動參與後，透過活動歷程設計，創造障礙者與同儕自然產生社交互動機會，有利社交活化及未來社會適應歷程。可一對一、小團體形式，依個人狀況調整。可以定期辦理發表會或市集銷售作品，有利自信建立。

活動教案設計：「綠陪伴」是建立關係的第一步。若無個人其他因素考量，「綠栽培」、「綠用品」、「綠藝術」、「綠飲食」、「綠遊戲」等皆可嘗試，但須注意可能又誤食的疑慮，所以工具材料準備要注意，非食材即不要有飲食氛圍及飲食工具。

若選擇「綠栽培」的播種時，主題宜選取易栽培及發芽率較高、蔬菜類（盆植）、香草植物栽培、開花植物類等，須避開有刺、有汁液會導致過敏、有毒性的植物類別。

「綠旅行」等移動式療癒，在建立彼此關係、團體適應以及社會適應提升後，才能依照季節與體驗目的，評估適合場地探勘後再行辦理。

適合使用的工具：除了考慮主題所需工具外，工具安全性是更重要的考量，園藝治療師要掌控工具，有風險考量時，可依照主題先進行材料準備，現場不提供工具。

個別建議：若無法立即參與團體，可以先作為「從旁觀察者」。也可先進行個別式「景觀療癒」，帶到鄰近綠覆空間（校園、鄰里公園），曬曬溫和陽光、看看人潮與觀看他人活動，都具有親近人群的社會關係融合效益，建議適合陽光的時段為上午 10 點前或下午 5 點後（低溫期或冬季可視天氣狀態調整）體感舒適柔和的時段，以背部為接受陽光面，正確的日光浴方式才有益身心健康。

① 不適合盛夏高溫、冬季低溫極端氣候時的戶外活動。活動進行中，不宜進出溫差大的空間轉換。

② 初期先以舒適且輕鬆的活動為主，暫不適合體力過度消耗、活動量大的活動。初期活動，可設計與陪伴者（照顧者）協同合作模式完成作品。

③ 初期不宜安排野外（戶外）取材活動，環境陌生容易產生恐懼並具危險性。

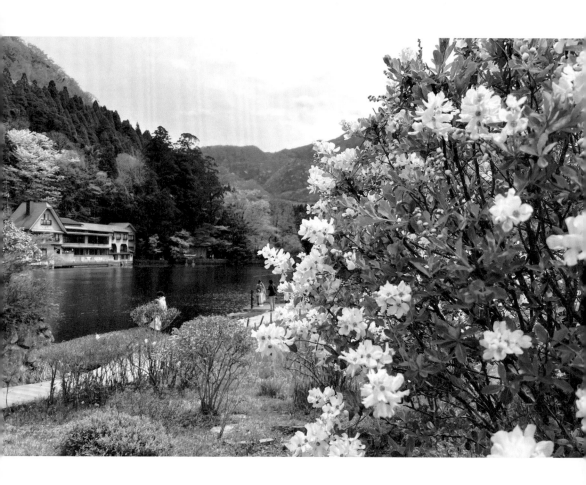

🌿 視覺障礙者

因為先天或後天因素導致視覺器官與機能發生損害（部分或全部），經矯正後人有辨識困難者。依照程度分成弱視和全盲。

全盲者：無法視覺學習，可透過觸覺（點字）、聽覺（CD 或其他聽覺媒體），行動需要手杖輔助。對於有無尚失光覺者亦有差異，若還有殘餘視力，可辨識光影對於定向與行動有輔助。

弱視者：可以借由特殊光學輔助儀器協助。若有缺乏立體感、遠近感者，無法確認整體關係。畏光者對於光線敏感及顏色辨識困難。

夜盲者：夜間行動困難。

因為視知覺的困難，在閱讀上較慢、跳行，也因閱讀吃力容易疲乏不持久。肢體動作較為緩慢、精準度不高，也可能因而團體接納度低，而更退縮與自卑。

對於後天失明者，他人過度的關注與協助，反而會讓當事者更感挫折。因為失落沮喪的情緒，加上對環境的不安全感等，很容易產生社會障礙問題。部分視障者比全盲者需要更多調適，降低心理焦慮。

面對「視覺障礙者」，我們可以這樣做

❶ 行動時，可以將其手引領到自己的手臂彎處上端，引領他跟隨你。

❷ 搭乘車子時，應該簡述車型，帶視障者的手觸摸車的高度、門把、椅背位子等。（參與活動入座也是一樣）

❸ 陌生環境，要先簡單敘述空間、分區相關位子等，有助於空間熟悉。

❹ 若要進行協助時，可以先簡單說出自己的身份和名稱。

❺ 在新團體中，要先主動介紹自己後，介紹其他與會來賓，若非全盲者可以提供紙本資料（但需加大字體處理）。

❻ 口語、搭配手部觸覺，以及其他尚有感知啟動學習力與環境適應。

活動設計注意事項

　　園藝活動場地，應選擇無障礙設施的場域。建議若是室內型活動應安排在單純的空間、鄰近洗手間、主要出入口（容易辨識定向），不宜選擇開放空間或人流繁雜的環境。避免不同團體同時使用一個開放空間，容易互相干擾，參與者會感到沒有安全感且無法專注，以致無法投入活動中。活動前應先帶領視障者熟悉環境，以及活動流程介紹。

　　整體園藝治療復康活動場地安排，盡量減低變動性，例如：同質性的主題活動，宜安排在相同教室（空間）、安排同位園藝治療師、同位的園藝治療助教及社工師，以提高障礙者的安全感。

　　若預計進行戶外活動參與前，團隊必須先完成場地探勘及分組任務分派。

適合的園藝活動建議

活動環境建議：優先選擇障礙者熟悉的場域。單一教室或經確認符合無障礙設施之獨立空間花園、專區的農地。

活動內容建議：示範時要分次，並且一一介紹材料，材料課前依序擺放桌面，園藝治療師說明時，身邊的協助者可以協助拿給視障者觸碰或嗅香，有助禮節及專注活動參與。

主題先以生活相關為優先，並符合活化身體機能、腦部活化以及生活自立。適應團體活動參與後，透過活動歷程設計，創造障礙者與同儕自然

產生社交互動機會，有利社交活化及未來社會適應歷程。可一對一、小團體形式，依個人狀況調整。

活動教案設計：「綠陪伴」是建立關係的第一步。若無個人其他因素考量，「綠栽培」、「綠用品」、「綠藝術」、「綠飲食」、「綠遊戲」等皆可嘗試，但需要依照每次參與狀況進行必要調整。

　　若選擇「綠栽培」的播種時，主題宜選取易栽培及發芽率較高、蔬菜類（盆植）、香草植物栽培、開花植物類等，須避開有刺、有汁液會導致過敏、有毒性的植物類別。

　　「綠旅行」等移動式療癒，須待建立彼此關係後，以及障礙者熟悉團體活動後，評估適合場地探勘後再行辦理。

適合使用的工具：需針對障礙者的活動阻礙面，進行輔具規劃，以利提升活動參與度。因聽障者無法立即聽見環境音，所以不建議操作有危險性的作業，且陪伴人員必須隨時在身邊近距離陪伴，確保進行的安全性。

個別建議：建議每位視障者由一位陪伴者一同參與活動，有利視障者的參與。若無法立即參與團體，可以先作為「從旁觀察者」的體驗形式（但須選擇適合視障者感知的主題參與）。也可先進行個別式「景觀療癒」，帶到鄰近綠覆空間（校園、鄰里公園），曬曬溫和陽光、感受公共空間的環境音與活動音，都具有親近人群的社會關係融合效益，建議適合陽光的時段為上午10點前或下午5點後（低溫期或冬季可視天氣狀態調整）體感舒適柔和的時段，以背部為接受陽光面，正確的日光浴方式才有益身心健康。

❶ 不適合盛夏高溫、冬季低溫極端氣候時的戶外活動。活動進行中，不宜進出溫差大的空間轉換。

❷ 不宜活動量大的活動（如田間活動）。初期活動，可設計與陪伴者（照顧者）協同合作模式完成作品。

❸ 初期不宜安排野外（戶外）取材活動，環境陌生容易產生恐懼並具危險性。

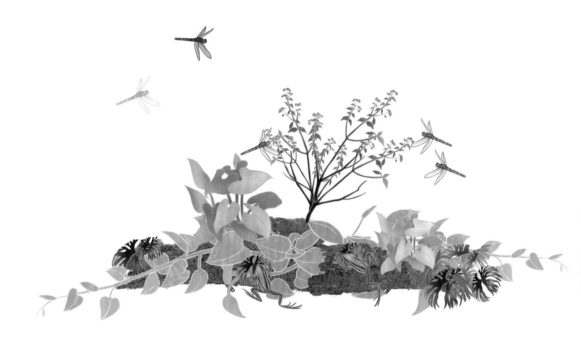

應用在身心障礙者的目標效益

自閉症類群障礙症

· 身體機能活化
· 生活自理能力維持
· 建立自己與外界（環境）的連結頻率
· 走進戶外及親近自然，增進血清素生成
· 建立與其他生命（動植物與人）的連結緩衝媒介

智能障礙

· 身體機能活化
· 生活自理能力維持
· 走進戶外及親近自然增進血清素生成
· 提供不同的情緒表達方式並獲得出口，紓緩壓力
· 運用可控感知體驗並發現世界的美好，享受其中

肢體障礙

· 身體機能活化及生活自理能力維持
· 走進戶外及親近自然增進血清素生成
· 提供不同的情緒表達方式並獲得出口，紓緩壓力
· 運用可控感知體驗並發現世界的美好，享受其中
· 增加休閒及培養興趣，腦部活化

應用在身心障礙者的目標效益

精神障礙

· 增加休閒機會及培養興趣，轉移專注
· 身體機能活化及生活自理能力維持
· 提供不同的情緒表達方式並獲得出口，紓緩壓力
· 優化照顧者與被照顧者關係，家庭關係活化與理解
· 走進戶外及親近自然增進血清素生成，維持正向感
　知能量

聽覺障礙

· 增加休閒機會及培養興趣
· 身體機能活化及生活自理能力維持
· 啟動聽覺以外感知，體驗並感受世界之美
· 提供不同的情緒表達方式並獲得出口，紓緩壓力
· 走進戶外及親近自然增進血清素生成，維持正向感
　知能量

視覺障礙

· 增加休閒機會及培養興趣
· 身體機能活化及生活自理能力維持
· 提供不同的情緒表達方式並獲得出口，紓緩壓力
· 啟動視覺以外感知，體驗並感受世界之美
· 走進戶外及親近自然增進血清素生成，維持正向感
　知能量

應用在身心障礙者的目標效益

語言障礙

· 增加休閒機會及培養興趣
· 身體機能活化及生活自理能力維持
· 提供不同的情緒表達方式並獲得出口,紓緩壓力
· 走進戶外及親近自然增進血清素生成,維持正向感知
  能量
· 將感受及想傳達的觀點,轉成文字或有形的實體物表
  達出來

多重障礙

· 各類障礙者個別差異甚大,建議依照個別特質提供不
  同的健康促進效益

身心障礙家庭

· 家庭關係活化與理解
· 優化照顧者與被照顧者關係
· 發揮強項能力,增加經濟收入的可能
· 持續身體機能活化,自理能力訓練與維持
· 提供不同的情緒表達方式並獲得出口,紓緩壓力

社區家園

· 維持學習力,藉以獲得美好感知
· 身體機能活化及生活自理能力維持
· 發揮強項能力,增加多元經濟收入的可能
· 走進戶外及親近自然,增進血清素生成與社會融合
· 增加休閒及培養興趣,有助團體關係融合互助與適應

應用在身心障礙者的目標效益

團體家屋

· 維持學習力，藉以獲得美好感知
· 身體機能活化及生活自理能力維持
· 發揮強項能力，增加多元經濟收入的可能
· 走進戶外及親近自然，增進血清素生成與社會融合
· 增加休閒機會及培養興趣，有助團體關係融合互助
　與適應

庇護工場

身心障礙者庇護性就業服務為就業模式之一，對有就
業意願，但就業能力不足者，提供庇護性就業服務。
另針對短期內無法進入競爭性就業市場或庇護職場就
業之身心障礙者，提供在庇護工場內職場見習服務提
供就業機會，並保障其勞動權益，結合政府及社會資
源建構完善之庇護性就業機制。

· 身體機能活化及生活自理能力維持
· 發揮強項能力並開展潛能，增加經濟收入
· 維持學習力、認知能力，提升正向多元感知
· 走進戶外及親近自然，增進血清素生成與社會融合
· 增加休閒及培養興趣，有助團體關係融合與互助提
　升社交力

應用在身心障礙者的目標效益

小作坊

小作坊的身心障礙者主要從事的活動，可以分為作業活動、課程活動及休閒活動。能從作業活動能獲得多元化代工作業機會，並在課程活動中學習居家生活、金錢管理、兩性交往等自立生活的能力，並藉由各式休閒活動，增強社交技能與人際互動關係。

· 身體機能活化及生活自理能力維持
· 發揮強項能力並開展潛能，增加經濟收入
· 維持學習力、認知能力，提升正向多元感知
· 走進戶外及親近自然，增進血清素生成與社會融合
· 增加休閒及培養興趣，有助團體關係融合與互助提升
  社交力

其他障礙及團體

· 依照個人或族群條件與需求，調整目標效益，藉以獲得達成感、成就感、滿足感、有用感、幸福感

給園藝治療師的話

引領熱情，發現生命的更多可能

隨著環境的變遷與世代潮流及社會發展，對應高齡化及重度障礙的者的需求，從 1998 年開始我們惠光園導入園藝治療並創建了「歡樂庭園」，推行園藝治療二十多年的時間，這座「歡樂庭園」設計製作正式開啟我們機構的園藝療法。回顧惠光園 68 年前在開創時期，即以栽種作物作為身障者日常的生活活動，深刻體驗到栽種作業讓人身心獲得安定，如今惠光園導入園藝療法呼應了過去的歷程。

園藝療法的治療環境需要哪些必要設施？

園藝療法治療環境所需的設施，取決於你的宗旨目的、空間與使用者間相互的關係、住民的理解與認同，專業設計者即可從這些基礎出發，一步步建造屬於使用者願意使用（融入其中）的快樂花園、療癒花園或是園藝治療花園。

我認為活動設計及帶領的「園藝治療師」，該是觀察並發覺自然界中的可能，並將其多樣性分享給身心障礙的參與者，讓參與者理解，引領他們熱情、認同並投入參與治療的活動，這將可以改變他們的生活、提升「自尊感」、增加娛樂機會，感受身心富足。

翻新園藝療法的「歡樂庭園」，因應使用者的高齡化及實現社區共生社會

日本也由於新冠病毒大流行，近年的培訓課程減少了。2022 年我們 20 多年來，首次對「園藝療法歡樂庭園」進行了翻新，此次改造是為了因應設施使用者的老化和「實現社區共生社會」的當代背景，花園的特色一樣是提供五感的刺激與歡喜快樂的庭園空間。

在花園巡禮中，可以接連體驗「視覺的樂趣」、「趣味的活動」、「與訪客相遇的快樂」，以及「舒適寧靜的水聲」為襯的空間音，我們打造一個可以聆聽「輕柔水聲」的噴泉和一個可以聆聽水音樂的豎琴噴泉。此外，在花壇內創造了一條，由使用者合作結合藝術繪製的壁畫隧道。

我了解到，根據使用花園者的年齡和環境的變化來翻新花園，始終保持樂趣並繼續為花園注入新的生命是多麼重要，然而這些都需要專家的指導建議和維護管理。

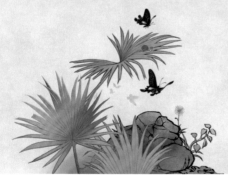

尾家誠子

給園藝治療師的話

從事特教、社福機構、家中有慢飛天使的家人、醫師、特教老師、社福人員，他們啟發、挖掘、察覺這群天使們天賦異稟之處，默默的付出並願意等待，令人佩服，欲將園藝治療導入身心障礙領域服務的園藝治療師，應向他們請教，不可以用過去其他經驗模式貿然執行。如何讓身心障礙者可以在心靈安定下，愉快的參與園藝治療活動，獲得心理的減壓、身體機能的活化（維持）、社會關係提升、情緒的出口、生活自理、學習力、正向心理感知以及美好的生活體驗甚至展現所長，都是活動的目標。

過去十多年中，我在台灣身心障礙機構、啟能中心、社區家園（學園）等，不同服務對象與形式的單位，帶領園藝治療活動時，看著機構孩子們期待社會適應日的到來，因為可以外出、購物所以充滿雀躍期待，我認為需要社會適應不只是他們，我們社會上的其他人，也需要被教育，在日常遇見身心障礙者時，如何給予適切的協助，

我會和小學校合作，辦理生命教育園藝治療課程，讓小四學生認識身心障礙成因、身心障礙者的生活不便、機構中的生活，之後帶機構的住民到學校，和小學生一起進行園藝治療活動，一學期的課程下來，小學生說：「原來身心障礙姊姊會的，我還不會。」、「我發現自己健健康康的真的很幸福，我要好好珍惜！」、「我要認真讀書賺錢，以後資助身心障礙單位。」、「以後走在路上

看到身心障礙的人，我不會再害怕，我願意幫助他們」，這一張
張小卡上字字句句即是內化生命教育的體現。

希望透過園藝治療的機會，讓更多人可以認識並了解身心障礙，
達到社會共融，有愛無礙。

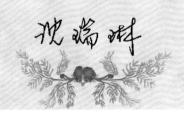

3-8

園藝治療

實踐在「各科住院病患及照顧者」現場

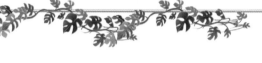

🍃 適用：各類病患、照顧者、家屬、醫護人員

1 轉移病痛的焦點。

2 紓緩照顧者的壓力。

3 增加住院期間，接觸有趣事物的機會。

4 發現自己尚有的能力，發揮生命量能。

5 暫時轉移因病情產生的不適感與焦慮等關注，所致的壓力情緒。

　　各科病患住院時，處於急症治療期，大多的關注力都在於自己的病程，以及承擔病程的病痛或檢查、治療過程的不適反應，對自己健康可否恢復的焦慮中，住院病患則是以恢復健康趕緊出院為目標，所以急症治療期的住院病患，通常無多餘心力在「療癒」這件事上。

　　癌末關懷、安寧病房則是要視病患的狀況而定，若意識清楚、無感染疑慮或其他風險考量，規劃個別親子或家族式的療癒活動，讓彼此可以再次「一同」體驗或完成主題的活動規劃，都是具有一定程度的意義，工作人員（或家屬）則是最佳的紀錄者，將每一個互動的畫面、溫暖的眼神、開心幸福的笑容通通記錄下來，這些紀錄將是日後親友思念與療癒的撫慰，製造這種「再度擁抱彼此」的機會（擁抱不限制在實際的行動，可能是心裡的彼此擁抱，總之，是用最自然的方式即可，園藝治療師無須過度介入，應讓參與者們用自己最自然、想要的方式表達即可，切記

勿任何主導性的行為或語言。）

從室內移動到戶外身體自然覺醒

　　住院病患的園藝治療活動限制較多，除了醫療系統的感控規範，限制了材料的設計使用外，病患本身及照顧者都承受急症治療期的壓力，身心壓力與醫療經濟負擔等，很難心有餘力關注「休閒」、「育樂」之事，但臥床會降低身體機能，因此，在醫師評估許可且非極端氣候，沒有下床、戶外活動的安全及相關疑慮下，移動戶外接受新鮮空氣、陽光都是有益身心靈，且低活動負載之事，因此醫院或相關住宿醫療機構，應設置一定的戶外綠覆空間，並具有療癒花園的設計元素，增加入院者及照顧者走出戶外的意願與機會，有助身心及社交關係的健康促進，特別是入院時間長者，更需要戶外活動的機會。

純觀賞的照片、畫作也是具有療癒因子

　　如果無法立即前往戶外，或因為感控等各種法規因素，無法加入園藝治療活動，經環境心理學家實證研究結果顯示，在室內掛設自然景觀、生物、生態等照片或畫作等，是有益紓緩壓力達到療癒效果，也是景觀視覺療癒的形式之一，都是病患與家屬獲得療癒的方式。

氣氛營造也是 HTR 任務之一

　　若是委由園藝治療團隊帶領病患之活動，從病患角度思考，可能不在乎園藝治療活動的主題與歷程，是看到自己家族成員的團聚（或是參與團體的社交互動），內心的滿足與欣慰，內心獲得安適自在，所以無需堅持園藝治療中「鼓勵他做、不是幫他做」的原則，營造溫馨的活動場域氣氛，則是園藝治療師及相關工作人員的首要任務。

病患的參與度、協同合作方式沒有一定必然的規範，完全因著他的身體狀況、性格、想要的方式進行即可，其實只是出嘴下指令、從旁觀察者的角色，都是被療癒的狀態。

　　此類參與者個別差異大，且有急症治療期的各項安全考量，必須經過醫生及相關專業人員組成團隊，才能進行參與式的園藝治療活動，不可貿然執行。

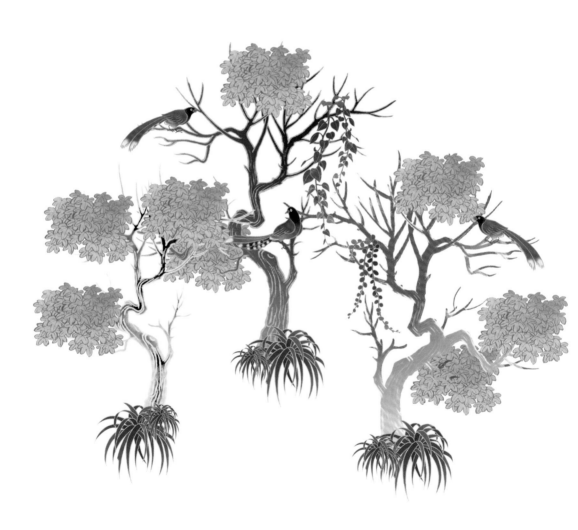

園藝
治療

應用在各科住院病患及照顧者的目標效益

小兒科

· 維持學習力，作為出院復學前的準備
· 身體機能覺察與開展，自理能力訓練
· 培養興趣，發現自己尚有（強項）的能力
· 情緒獲得出口，紓緩壓力並增加正向情緒
· 走進戶外空間釋放住院壓力，優化照顧者與被照顧
  者關係

內科

· 培養興趣，發現自己尚有（強項）的能力
· 出院前的準備，活動參與活化社交網絡
· 情緒獲得出口，紓緩壓力並增加正向情緒
· 持續身體機能活化，自理能力訓練與維持
· 走進戶外空間釋放住院壓力，優化照顧者與被照顧
  者關係

外科

· 培養興趣，發現自己尚有（強項）的能力
· 出院前的準備，活動參與活化社交網絡
· 情緒獲得出口，紓緩壓力並增加正向情緒
· 持續身體機能活化，自理能力訓練與維持
· 走進戶外空間釋放住院壓力，優化照顧者與被照顧
  者關係

應用在各科住院病患及照顧者的目標效益

安寧病房

· 提供情緒的出口
· 轉移注意力至動植物上
· 啟動可覺察感官覺察感知
· 紓緩照顧者壓力的喘息時光
· 優化照顧者與被照顧者關係，共築家庭回憶

癌症病房

· 提供情緒的出口
· 轉移注意力至動植物上
· 啟動可覺察感官覺察感知
· 紓緩照顧者壓力的喘息時光
· 優化照顧者與被照顧者關係，共築家庭回憶

照顧者喘息服務

· 照顧者喘息服務
· 優化照顧者與被照顧者關係
· 維持學習力，增能及發展斜槓可能
· 培養興趣，結交新朋友活化社交關係
· 獨處或與自我對話，紓緩照顧壓力的喘息時光
· 走進戶外及親近自然，增進血清素生成提升正向心理

醫護團隊

· 增加休閒活動培養興趣，紓緩工作壓力
· 維持學習力，增能及發展多元跨界合作可能
· 優化照顧者與被照顧者關係，增加對話機會
· 獨處或與自我對話，紓緩照顧壓力的喘息時光
· 走進戶外及親近自然，增進血清素生成提升正向心理

住院病患及照顧者綜合性服務

· 優化照顧者與被照顧者關係
· 紓緩病程壓力
· 發現自己尚有的能力
· 提供照顧者喘息的服務
· 親子家族活動，共築家庭回憶
· 持續身體機能活化，有助自理能力訓練與維持
· 增加戶外活動參與，提升覺察力
· 透過園藝活動參與，增加正向情緒
· 提供不同的表達方式，讓情緒找到出口
· 提供維持親近自然與植物的機會
· 維持腦部活化與行為能力整合表現
· 維持（培養）學習力，有助認知能力活化

其他

· 建議依照個別特質提供不同的健康促進效益。依照個人或族群條件與需求，調整目標效益，藉以獲得達成感、成就感、滿足感、有用感、幸福感

應用在各科住院病患及照顧者的目標效益

3-9

園藝治療

實踐在「各科病友及支持性團體」現場

🍃 適用：各類病友、病友團體、醫院病友團體、病友的照顧者、病友家屬、病友團體志工、病友團體相關工作人員、其他

① 維持社交關係活化。

② 身心靈正向提升並持續活化。

③ 維持有趣及較佳的生活質量。

④ 增加與家人親友互動的主題與機會。

⑤ 發現自己尚有的能力，發揮生命量能。

⑥ 暫時轉移因病情產生的不適感與焦慮等關注，所致的壓力情緒。

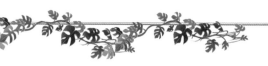

　　慢性疾病、復健、病友團體、照顧者喘息服務等，對於社會適應、轉移注意力、增加日常活動、維持生活自理能力、有趣的復健方式、病友間的彼此鼓勵、社交維持、腦部活化等。不同的病友（同一種疾病，也是有個別差異，不可一律相同標準），會有不同的身心靈健康促進目標，也有因人而異的可及與不可及能力，因此依照團體或個人提供不同的活動設計與目標甚為重要，初辦每場次團體人數不宜過大。

「再度擁抱」的機會

居家癌末關懷、安寧照護則是要視病患的狀況而定，若尚有意識清楚、無感染疑慮或其他風險考量，規劃個別親子或家族式的療癒活動，讓彼此可以再次「一同」體驗或完成主題的活動規劃，都是具有一定程度的意義，工作人員（或家屬）則是最佳的紀錄者，將每一個互動的畫面、溫暖的眼神、開心幸福的笑容通通記錄下來，這些紀錄將是日後親友思念與療癒的撫慰，製造這種「再度擁抱彼此」的機會（擁抱不限制在實際的行動，可能是心裡的彼此擁抱，總之，是用最自然的方式即可，園藝治療師無須過度介入，應讓參與者們用自己最自然、想要的方式表達即可，切記勿任何主導性的行為或語言。）

療癒具有專屬性

從病友角度思考，可能在乎的不是園藝治療活動的主題與作品，是看到自己家族成員的團聚，內心的滿足與欣慰，內心獲得安適自在，所以無需堅持園藝治療中「鼓勵他做、不是幫他做」的原則，營造溫馨的活動場域氣氛，則是園藝治療師及相關工作人員的首要任務。病友的參與度、協同合作方式沒有一定必然的形式，完全因著他的身體狀況、性格、想要的方式進行即可，即使只是出嘴下指令、從旁觀察者的角色，都是被療癒的狀態。

組成園藝治療跨域團隊

此類參與者個別差異大，所以建議可以參考以下效益目標，作為「各科病患及支持性團體」的園藝治療活動主題，再依照個別主客觀因素綜合考量後，進行教案及療癒遊程設計，提供不同的正向正面效益。

應用在各科病友及支持性團體的目標效益

1. 優化照顧者與被照顧者關係。

2. 紓緩病程壓力。

3. 學習新知，有助社會適應。

4. 發現自己尚有的能力。

5. 親子家族活動，共築家庭回憶。

6. 持續身體機能活化，有助自理能力訓練與維持。

7. 提供照顧者喘息的服務。

8. 透過園藝活動參與，增加正向情緒。

9. 短期目標設定與執行，增加「有用感」與「成就感」。

10. 開展並維持社交網絡。

11. 提供不同的表達方式，讓情緒找到出口。

12. 維持（培養）學習力，有助認知能力活化。

13. 創建決策力（腦部活化）與行為能力整合表現。

14. 增加戶外活動參與，提升覺察力。

15. 提供親近自然與植物的機會，開展興趣及休閒活動。

16. 提供病友多元服務選項，優化病友日常。

17. 增加病友間的互動，有助社交關係建立與活化。

18. 活化工作人員與病友團體成員互動。

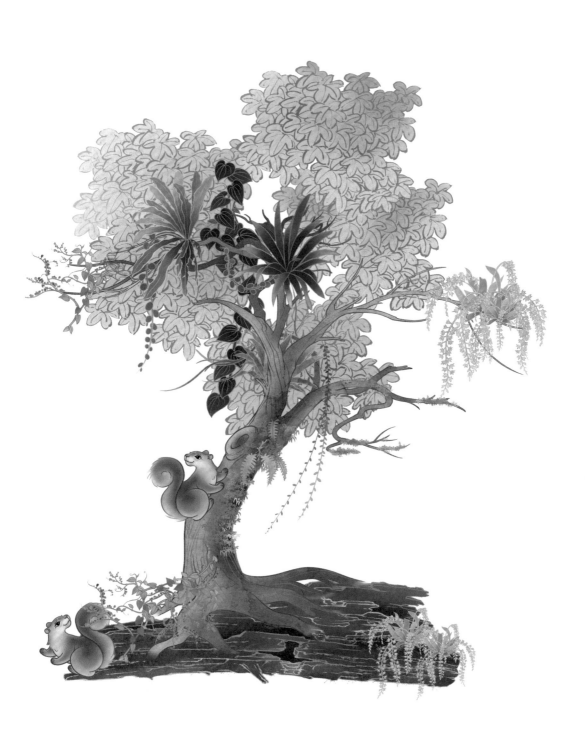

3-10

園藝治療 實踐在「行為矯正場域」現場

🍃 適用：監獄受刑人、假釋受刑人、出獄後的更生人、其他

① 重返社會的正能量。

② 培養親近自然的休閒活動。

③ 增加親友間的社交關係促進。

④ 開展興趣，發展新職能的啟蒙機會。

⑤ 提供自我覺察與省思的機會與空間。

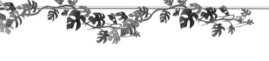

　　因為推動園藝治療我看見更多生命樣態，當年很多人問我在服務「行為矯治場域」會不會害怕？我沒有害怕，心中皆是疼惜，我相信如果可以選擇，沒人願意走這一條充滿荊棘的人生道路，已經上路了，滿身是傷了，首先要舔傷自療。

生命轉彎需要「儀式感」

　　生命如何轉彎？或許因源事件、人或機緣，所以「儀式感」的園藝治療形式，對於行為矯正的參與者，是容易啟動共感的模組。

　　因著這樣的想法，我在服務「行為矯正場域」參與者時，我會先採以有趣、貼近生活的主題作為初體驗，在看似玩樂中，先放下心中的焦慮與防備，觀察每位參與者的性格特質，以及彼此在團體間的角色如何？

這有助於我後續在團體帶領時，如何拿捏分際、如何借力使力、如何協助個別的自我覺察啟動、找到更多可能有共感的發想主題，這是「破冰期」。

「先破冰」才能建立信賴的關係

破冰期過後（沒有一定的次數，要看團體成員的狀況來決定），第二階段是透過大自然的「綠智慧」，作為「綠體驗」的主體，主題可以結合時令，也可以單一體驗設計，但重點在於「內省智慧」的共鳴，每個人對於「共鳴點」有差異性，因此至少歷經五官七感的活動後，再進行個別分派任務或課程或分組活動，較合宜。

活動的頻率與次數影響療癒力

「行為矯正場域」的園藝治療活動規劃，必須是至少為期 10 次以上或一年為基礎來規劃，才能實際真的啟動相關療癒效益，否則就只是花絮一場，蠻可惜的。

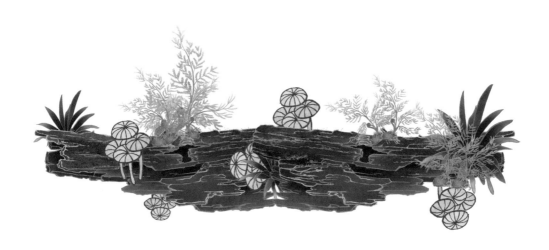

園藝
治療

應用在行為矯正場域的目標效益

監獄受刑人

· 受刑人教改教育及職能培訓

· 情緒出口及情感依附，紓緩獄中壓力

· 生命教育探索並重建，自我接納與理解

· 自我對話與覺察，作為將來重建家庭關係的基礎

· 培養興趣、學習新知和技能，作為重返社會的準備

假釋受刑人

· 學習新知拓展視野

· 自我生命重建及家庭關係重建

· 情緒出口，紓緩壓力並獲得療癒

· 情感依附，進而自我接納與理解

· 培養興趣與職能探索，有利社會適應

出獄後的更生人

· 自我生命重建及家庭關係重建

· 情感依附，進而自我接納與理解

· 培養興趣與職能探索，有利社會適應

· 增加親近自然的休閒，學習新知拓展視野

· 情緒出口，紓緩壓力並獲得療癒，增加正能量與思維

應用在行為矯正場域的目標效益

其他

・行為矯正對象不同階段、個人狀況，乃至家人，依照
個別特質提供不同的身心及社交健康促進效益。依照
個人狀態、條件與需求，調整目標效益，藉以獲得達
成感、成就感、滿足感、有用感、幸福感，期盼在行
為矯正後，透過自然療癒與愛的擁抱後，重拾新的人
生與生活型態。

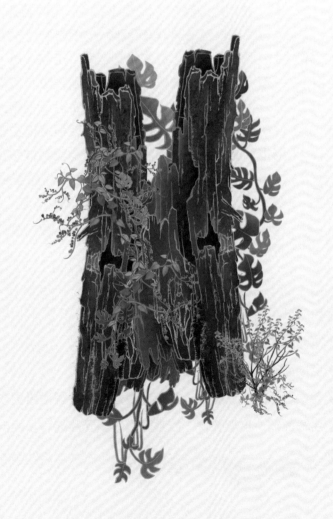

3-11

園藝
治療

實踐在「跨領域專家在職進修及增能」現場

適用：園藝治療工作者、 景觀設計相關工作者、 花藝設計相關工作者、 園藝生產相關工作者、 園藝景觀花卉相關銷售工作者、農業休閒區管理者及相關工作人員、農園經營者及相關工作人員、休閒農業相關經營者及相關工作人員、盆栽藝術工作者、健康園藝相關工作者、靈性相關工作者、 職能治療師ＯＴ、 物理治療師ＰＴ、 國小老師、國中老師、高中職老師、大專院校教授 、 心理諮商師、 營養師、 教保老師、 長照體系經營者及主管、養生村管理者及工作人員、農漁會推廣股主管、衛福部社福機構主管及相關人員、衛福部老福機構主管及相關人員、衛福部身障機構主管及相關人員、衛福部兒少機構主管及相關人員、衛福部醫療機構主管及相關人員、衛福部醫院主管及相關人員、衛福部精神療養院主管及相關人員、 教科書相關出版社、 照服員、 居家照顧者、 護理人員、 社工師、特教老師、輔導相關工作者、 幼教老師、 庇護工場管理者、營運人員、專業人員等、 小作坊管理者、營運人員、專業人員等、其他

❶ 跨領域學習與合作機會

❷ 團體間的互助與融合

❸ 自助而後助人的療癒工具

❹ 專業增能，提供服務族群身心靈健康維持與復康更多的選擇

❺ 生命教育、食農教育、飲食教育、多元智能等多面向教育的體驗

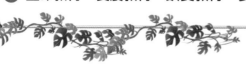

園藝治療是自我療癒也是一種增能的選項，亦可作為增加本職領域的「工具」選項。回顧 17 年來參與我培訓認證課學員的背景、受邀至不同領域之團體及單位進行的專業增能講座、國際研討會等，我看見園藝治療更多元的實踐樣貌。

成就每一場療癒活動，事前基本功不可少

接到每一場的邀請時，我習慣先搜集該領域的相關資料（包含該領域整體市場發展）、個別單位過去的發展歷程與目標、成員的背景資料後，再與主辦方窗口討論此次計劃的目的、目標以及可能參加者的背景等資訊後，再進行該次邀請的主軸設計規劃，在一往一返中達成該次活動的共識，量身打造該次的 PPT 與體驗主題（如果有材料費預算）。

許多人覺得我這樣很耗時、不符合經濟效益，但我一路走來始終堅持這樣的態度，為了讓每一場撥空參與活動者有感、珍惜每一次推廣「台灣流園藝治療」理念的機會，我覺得很值得這麼做，意外收穫更多，因為事前準備工作需要閱讀該領域的資料，和主責窗口溝通（第一線寶貴經驗），到當天與會參與者的互動，自己學習到更多該領域（團體）的經驗與知識，都成了自己專業的養分、豐富教學培訓課程的經驗能量，走在園藝治療之路上，可以不斷學習新知、增廣見聞，又可以隨時自我覺察增長生命智慧，「療癒別人的同時，自己也接收療癒的能量」，這是何其幸福又感恩的職業啊！

🌿 各行各業和園藝治療環扣相接

遇見各個領域的專業人才，醫界、教育界、長照行政體系、公職體系、諮商輔導、特教、食農教育、幼兒教育、社工師、校外會、各類志工團體、宗教團體、社團團體、私人企業、公營研究單位、實驗林、森林療癒基地、醫院、育幼院、精神療養院、護理之家、社會福利基金會、住宿型的身心障礙機構、啟能中心、失智症家屋、小規模多機能、日照中心、監獄、國際級養生莊園、休閒農場、農業改良場、農村發展及水土保持署之「全國綠照員」培訓課程、農業部農村「綠色照顧站」專業培訓課程、田尾公路花園相關主題活動、「園藝治療技士」培訓課、「園藝治療師」培訓課程、「健康園藝士」培訓課程、「健康園藝師」培訓課程、各領域研討會、繼續教育學分研習等。

🌿 先自我療癒，再療癒他人

因園藝治療和大家相遇的場域，我會分享這樣的觀點，認識園藝治療，不一定是為了轉行或跨界，首先先療癒自己，若肯定園藝治療的有趣、美好或療癒，請思考是否可以成為自己專業領域（職業）的工具選項？導入後是否更優化專業的展現或增值服務？如果答案是肯定的，那麼規劃增能專業培訓學習與實踐，即是讓自己在專業中，開創一條風光明媚的新路徑，「先自助而後助人」。

🌿 跨域學習，增加生活及職場量能

　　學習園藝治療有很多的可能與目標，我認為應該以自己的專業或興趣作為基礎，整合園藝治療的專業，並非一定捨棄原生涯路徑，型態可以兼職、專職也可以是融入職場。所以依照個人所學專業不同、服務對象不同、工作所需，訂出在職進修的目標，選擇適合的園藝治療專業課程，參與課程學習中，可能撞擊出的火花很多，舉凡豐富退休新人生、專業增能、在職進修、轉職增能、開展職場服務項目、經營職場團隊關係、退休前的準備、跨界整合、結交新朋友、紓緩壓力、自我覺察、重拾工作熱誠、提高心感溫度、生命的成長與期待、情緒出口、增加親近自然的機會、探索並增加休閒、內省智慧提升、親子關係促進、空巢期的陪伴、自信、有用感、達成感、成就感、幸福感等，各種需求效益的可能。

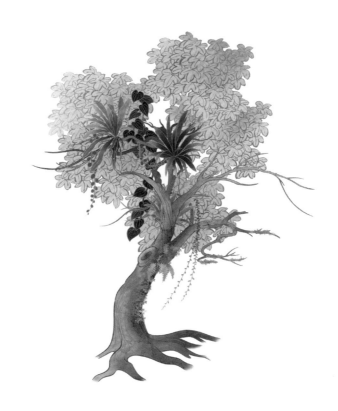

3-12

園藝治療　實踐在「其他族群」現場

🍃 適用：家庭受暴者、家庭受暴者與施暴者團體、心理諮商輔導、 特殊境遇家庭、國際聯姻家庭、二度就業或高齡就業、其他

① 學習新知充實自己。

② 認識在地文化的機會。

③ 增加親近自然的休閒機會。

④ 引領他人認識自己的族群文化。

⑤ 增加與親朋好友互動的機會和場域。

　　園藝治療服務的族群很多，除了前列較大的族群，已經導入園藝治療服務以外，還有許多小眾族群，也是可以因由專業的園藝治療活動規劃導入，親身參與活動獲得心靈、身體、社交關係的健康促進及教育學習的效益。

建立信賴與理解的基礎

　　我推動生活園藝、生活花藝，直到推廣園藝治療的漫漫生涯中，因著工作的邀約，服務過許多「其他族群」團體，在持續性的活動中，我認為首要是建立彼此信賴與認同的關係基礎，放下防衛與擔心，參與其中才能有感療癒，不是一開始就急著導入滿滿的活動主題、技術或知識，

看似豐富精彩緊湊的課程規劃，其實是令人卻步的，特別是有創傷生命經驗的參與者。

啟動五感體驗自然的美好，無需語言的力量

建立好關係後（「融入」期），我們一起探索園藝治療的自然療癒力（「體驗」期），我將每一次的課程視為一種「共同學習」的時光，因為每一個生命經驗都具個別差異，我們只能用同理心盡量理解他的感受，但感受的本體還是參與者，園藝治療師（或其他療法師）無需急於傳遞生命經驗、建言，我認為透過「綠陪伴」，啟動參與者的自我覺察（「共鳴」期）、培養休閒、增加興趣、發現自己的強項智能、增加與人互動的話題（「分享」期）、看見原本世界以外的世界、發現可及職能……等，先找回「心感溫度」是最重要且珍貴，心感加溫了，很多事就變得更容易理解、接納甚至有處理的勇氣。整個脈絡即可見，我提出「台灣流園藝治療」的療癒歷程「融入」→「體驗」→「共鳴」→「分享」實踐。

活動的頻率與次數，攸關療癒的效益

建議「其他族群」的園藝治療計畫，應持續一季或一年以上較為適宜，單次性的活動、多主題講師的規劃，反而無助於「其他族群」的內在啟動。

應用在其他族群的目標效益

家庭受暴者

· 自我接納與理解
· 看見彼此不同的樣貌
· 心裡話說出來，紓緩心壓力
· 開展興趣、職能有助社交關係
· 生命重建與關係重建，增加家庭互動的機會

家庭受暴者與施暴者團體

· 自我接納與理解
· 生命重建與關係重建
· 看見彼此不同的樣貌，理解同理
· 開展休閒、興趣、職能有助社交關係
· 心裡話說出來，情緒有出口，紓緩心壓力

心理諮商輔導

· 園藝治療可提供的活動參與類型多元，可服務的對象，以及可提供的健康促進目標多元可期，可依照實際需求進行量身打造，參考「台灣流園藝治療」的「幸福感知樹」中，其他分枝類型的健康促進效益。

特殊境遇家庭

· 自我理解與接納
· 生命重建及關係重建
· 親近自然，開展生命視野
· 開展休閒及興趣有益正向情緒
· 讓心裡話說出來，看見彼此不同的樣貌

應用在其他族群的目標效益

國際聯姻家庭

- 讓心裡話說出來
- 結交新朋友，有助社會適應
- 看見彼此不同的樣貌，關係重建
- 開展休閒與興趣後，也可能開展職能
- 彼此文化的認識與理解，增加家庭互動機會

二度就業者或高齡就業

- 學習新知與興趣探索
- 增加談話主題，與家人朋友互動交流
- 與社會再度連結的橋樑，拓展社交關係
- 培養自然休閒的機會，也可能開展職能
- 自我覺察，紓緩壓力、找回自我、自尊與自信

其他

- 園藝治療可提供的活動參與類型多元，可服務的對象，以及可提供的健康促進目標多元可期，可依照實際需求進行量身打造，請參考「台灣流園藝治療」的「幸福感知樹」中，符合需求對象的分枝類型進行複方整合的健康促進效益。

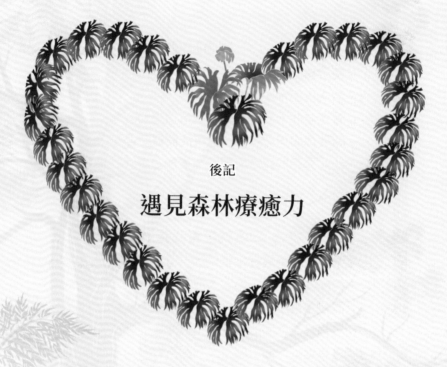

後記
遇見森林療癒力

　　為何喜歡植物、身處綠覆空間，就可以讓我紓壓並感受內心的安適自在呢？是因為自小父母常帶我們出遊嗎？抑或是因為一家人及三代同樂的幸福氛圍留存心中，所以自然場域成為我心中連結的美好幸福的印記？還是心理學家愛德華・威爾森提的「人類親生命本性」使然，不得而知，我唯一可以確定的是自己沒有「自然缺失症」。

　　童年成長記憶中，在心中烙印下親近自然的習慣，也複製在我陪伴孩子成長的過程，我們都喜歡在綠覆環境中的安定感，也一直是我們日常與度假的選擇。但，我卻從未想過參加登山活動，對於進入原始林內心是不安又帶著害怕，看到大海我會感到害怕甚至頭暈，我想，對於大海的恐懼，應該來自旱鴨子的不安，沒有登山挑戰百岳的動念，應該是運動細胞不佳、體能不優，但在原始森林裡為何會害怕？百思不得其解，直到自己首次進入日本福岡縣的健康森林基地後，我對森林有了截然不同的感受。

我在健康森林基地進行自導式森林浴，沒有嚮導只有一張森林浴療癒路徑的解說地圖，居然可以如此安定自在融入環境，享受五感療癒的連結，三天兩夜每天挑戰一個療癒路徑，身心皆是舒暢而非疲憊不堪（住在森林浴的溫泉飯店，加了溫泉浴的複方療癒應該也是因素），自此我積極的探索森林浴、造訪不同場域，並對於人與森林間如何啟動療癒與連結感知，充滿好奇並開啟對於森林療癒專業領域探索。

與「森林醫學」首次相遇

　　2014 年因籌劃台灣綠色養生學會年度國際研討會，當我們討論年度主題時，「森林療癒」立即出現腦海，在管由美子老師提供的資訊中得知，日本是由一群醫生在推動「森林醫學」，循著這個訊息軌跡陌生邀約，2015 年的年會中，順利邀請森林醫學專家，同時是該學會的會長今井通子醫生來台演講，從聯繫到紙本翻譯、演講時的同步翻譯工作、在台期間貼身的接待都由我負責，過程中獲得知識與實務經驗的滿足，且解惑我為何害怕原始森林，卻能在日本森林療癒基地的陌生環境中，無違和又自在的感受森林浴的美好。

人類適度介入森林管理，維持森林的健康狀態

　　日本是全球首推「森林療癒基地」，並制定「健康森林」審查認證機制。當森林醫學介入森林浴實證研究後，清楚地找到人連結森林療癒路徑來自「五感」，同時因著植物物種、森林環境（陽光空氣水）等環境因素，森林環境的芬多精及負離子濃度不同，健康促進因子各有差異。亦發現森林本身的健康度，對於進行森林浴者的健康促進效益呈正相關，因此人適度的介入自然，例如適度疏伐、利用疏伐後的素材在地簡易切割或碎化，製成休憩設施、鋪設舒適又不破壞自然的療癒路徑，提高進入森林者的舒適感，並可作為療癒路徑的引導。指示牌的架設，有利使用者

清楚明瞭自身的方位定向感，漫步在芬多精的殺菌環境，樹枝葉阻隔了紫外線並降低環境溫度，使用者用自己舒服的速度行進，享受森林浴的自在。INFOM國際組織從人與自然共榮共好出發，推動新世代的醫學「森林醫學」，該會將日本「森林浴」迎向「森林醫學」的經驗分享給世界各國。

只有守護森林，才能持續森林給予的健康能量

適度人為介入森林的疏伐管理，讓森林物種不再因為過密或徒長，以至於陽光無法灑入，下方矮灌、地被無法存活，造成整體生態系不平衡，因此有計劃的森林管理，推動國產材的使用，也是有利造林並固碳與碳匯。

植物進行光合作用會吸收空氣中的二氧化碳及土壤中的水分，最後釋放出氧氣及葡萄糖。植物吸收二氧化碳後，會把將碳儲存在木質部、樹葉、根部及果實中達碳匯。樹木的根部和落葉，能夠提高土壤有機質含量，增加土壤對碳的儲存能力。植物（一般是指樹木），到達一定樹齡後砍伐（再植新苗），伐後木材製成木料生活物品、傢俱或建築使用，這些木質中的碳基本上就永久保存在木材中，上述樹木轉換二氧化碳並「儲存」的功能，稱之為「固碳」（Carbon sequestration）。

今井通子會長呼籲：「將森林當成人在地球中的家」

在幾次的國際研討會及工作坊，通子會長提出許多具體建議和觀念導入，她說：「推動森林療癒者，請將守護森林系生態視為首要。」、「森林療癒不是登山、健走，而是用自己可及的方式、速度，安適自在的在健康森林中進行森林療癒。」

她建議：「當我們進入森林時，啟動五官感知，感受森林當下要給予我們的美好，而非帶著想要去森林做什麼的心態。」同時希望大家理解，

森林的存在對於森林的來訪者及在地居民皆具正向效益，其滿足來訪者「健康」及「觀光」的目的，在地居民因來訪森林的人，產生「經濟」的收入，並建立守護「環境」的共識。此外，森林對於自然環境保護功能，將牽動並降低氣候變遷的未來，沒有森林就無法進行森林浴，期盼透過大家的努力，一起守護與森林浴相關的生態系統，及森林相關服務產業的工作，一同維護森林的健康，是所有到訪的遊客和在地居民雙方共同的責任與使命。

她呼籲全球關注並發展森林療癒時，不要因活動或人類的需求，而進行不適宜的森林砍伐或為了創造新人造景觀的行為，對森林產生傷害或削減森林面積等行為皆是不宜行為，又或因選種不慎、栽培方式（肥料、農藥等）都可能破壞水資源與生態，將對森林造成傷害務必謹慎。

「森林醫學」導入全齡綠色健康處方箋

進入健康森林環境，五官會自主啟動接收自然中的健康（療癒）元素，即是進入健康森林的療癒介面。可以有哪些形式進入森林，是我常被問到的問題，提供大家幾種森林浴形式，自己進行的形式—「自導式森林療癒」、透過森林療癒師帶領的森林浴遊程療癒活動，或是森林浴場場域導入其他活動的複方療癒，例如我常帶領的「森林裡的園藝療癒活動」。

目前台灣的森林療癒師資格，有取自國外的國際認證，也有林業署培訓的森林療癒師，雖然森林療癒師皆經過培訓系統授證，但隨著本身本職學能、專長不同以及對於森林浴的理念不同，就算同一個森林場域，也會發展出各式各樣的帶領風格。進行森林浴，除了森林基地本身是否符合健康森林基地標準，因地制宜的活動設計與帶領，亦是牽動森林醫學療癒效益的關鍵。

開啟自身內建感官知覺，遇見森林療癒力

對於喜歡、習慣或熟悉在森林環境的人，處於森林中，可以安適自在悠遊其中，不論是哪一種森林療癒形式皆可依照個人需求選擇，然而對於「森林」空間陌生，或存在一點不安的參與者，對他們而言森林療癒是有遊憩阻礙的，何其可惜啊！因此我認為在健康的森林基地，搭配友善森林並整合在地人文與資源的適宜活動，可以讓一些對森林環境感到不安，但他需要或適合來到森林接收療癒健康能量的人，透過「複方療癒體驗活動」來認識森林進而喜歡森林。因此多年來，我常推動複方的森林療癒活動，反饋很正向，並啟動更多人親近森林的休閒選擇。但呼籲以森林空間及療癒氛圍進行活動，必須以守護森林生態精神出發，導入適宜的活動，每個環節都須謹慎評估，尊重並守護森林棲地之生態生物為優先考量。

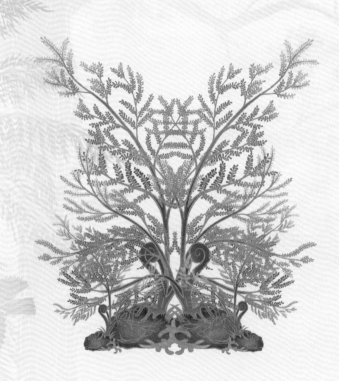

在日本健康森林基地中——自導式森林浴旅行

我親身體驗、參與、帶領各類森林療癒形式

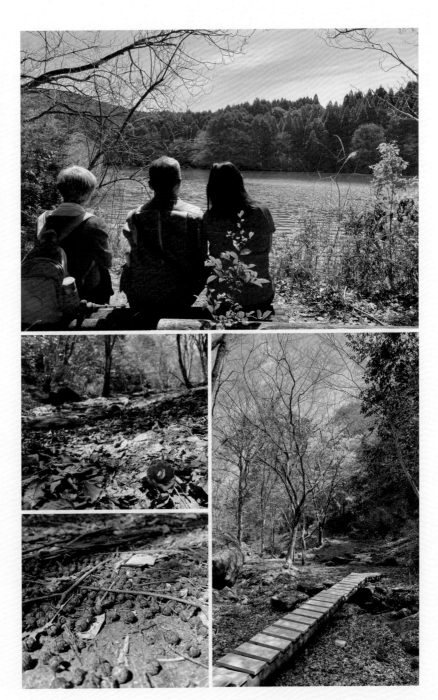

在溪頭——國際研討會及體驗工作坊
我親身體驗、參與、帶領各類森林療癒形式

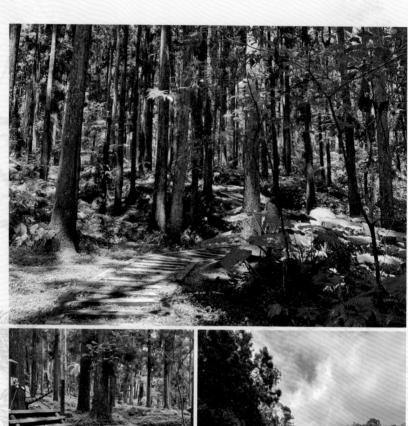

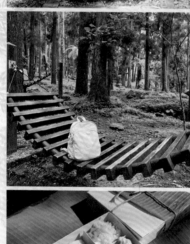

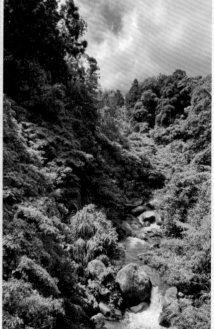

在石壁竹療癒基地──世界竹博覽會進行竹療癒親子活動

我親身體驗、參與、帶領各類森林療癒形式

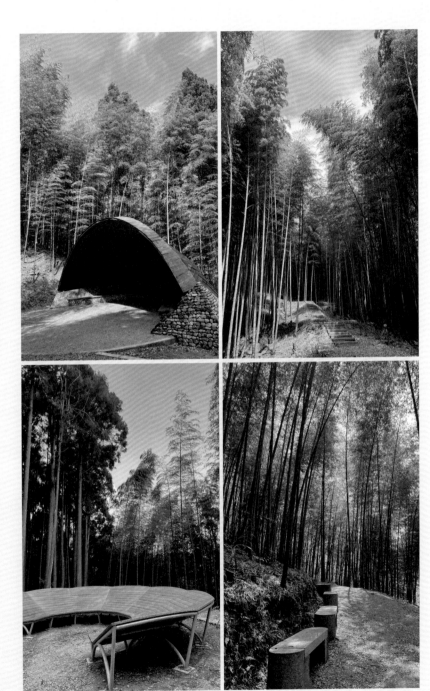

在大安森林公園──城市裡的園林藝術體驗活動
我親身體驗、參與、帶領各類森林療癒形式

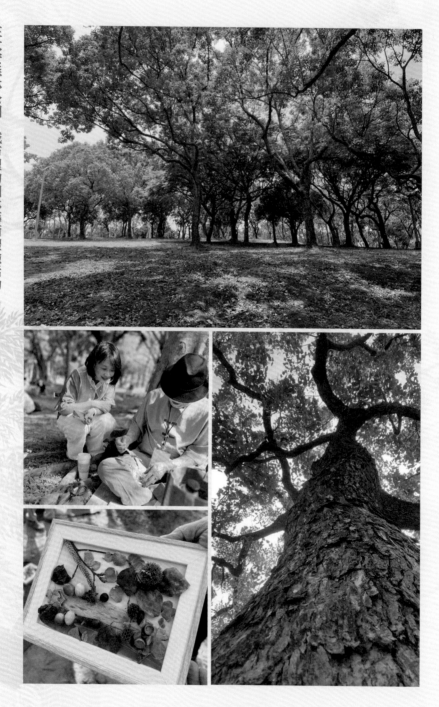

我親身體驗、參與、帶領各類森林療癒形式在日本森林浴發源地—長野縣上松町的國有林「赤沢自然休養林」參與特定疾病者的森林療癒實證研究

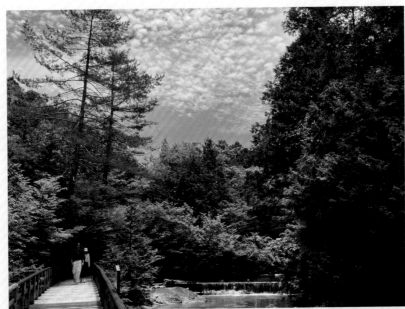

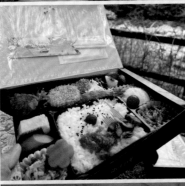

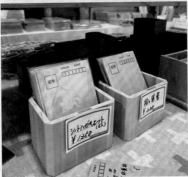

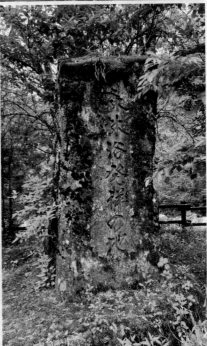

在台大實驗林鳳凰教育園區—森林療癒與園藝療癒活動複方實證研究
我親身體驗、參與、帶領各類森林療癒形式

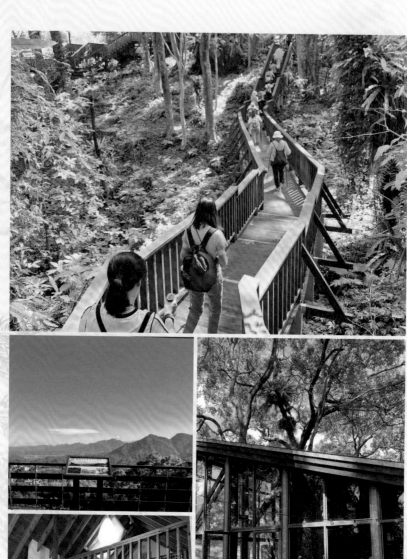

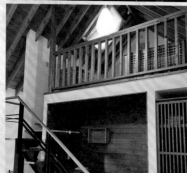

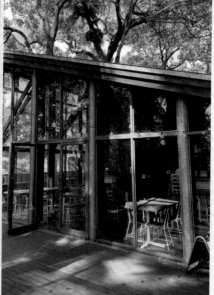

循著「森林浴」、「森林療癒」、「森林醫學」，
回溯森林何以對人產生身心療癒的軌跡

1930 年俄羅斯列寧格勒大學教授鮑里斯 · 托金（B.P.Tokin）提出，在森林中讓人感到涼爽、放鬆的現象，是因為樹木本身釋放出可以殺死細菌、原生蟲等的芬多精所作用，其為植物殺菌素 phytoncide（日文：フィトンチッド）（芬多精），芬多精是由植物所發散出的一種物質，其具有消滅微生物的功效，在俄文中 phyton（日文：フィトン）是指植物、cide（日文：チッド）是指具有殺死其他生物的能力。「森林氣相現象」是森林生態系的自淨作用，芳香性碳氫化合物在部分氧化作用時，產生負離子物質，可忌避害蟲、抑制有害菌活性、除臭效果、精神安定等效果。

尚未有科學驗證前，即善用於生活實踐

日本自古以來就使用具有殺菌成分的木材在生活中，利用樟樹提煉的樟腦，忌避害蟲，作為衣物防蟲之用。也使用台灣扁柏，做為生魚片切割檯面，因其含有不使害菌活化的檸檬烯成分，達到抗菌作用。日本花柏（さわら）葉含蒎烯（Pinene）具防止酸化成分，日常被用來鋪於生魚肉之下，達到防腐除臭效果。

芬多精首次獲得科學證實

1936 年（昭和 11 年）化學家野副鉄南教授（當時在台北帝國大學理農學部化學科任助理教授），從台灣檜木老砧木中粹取分離出，一個檜木醇結構式，並將這個特殊醇類命名為檜木醇（Hinokitiol），其具有殺菌作用，首次獲得科學證實。

哪些植物具有植物殺菌素？

根據研究資料顯示針葉樹林的揮發量多於闊葉樹林。以柳杉為主的「針葉林芬多精」主要以檸檬烯為主，樟樹為主的闊葉林則以芳樟醇居多。1980 年，蘇聯鮑里斯‧托金 Boris P. Tokin 博士來到日本，與生物氣象學家神山惠三博士合作，在日本宣揚芬多精（phytoncide）的存在，並與神山合著了《植物的神秘力量 -phytoncide》一書。

「森林浴」一詞1982年在日本誕生

1982 年日本林野廳廳長秋山智英因工作關係走過許多林區，發現森林內部（1）進入森林的紫外線被吸收（2）森林的氣溫比森林外穩定（3）森林中維持濕度（4）森林裡的植物氣味具有生理鎮靜作用，並在讀了 Boris P. Tokin 博士的書後，了解到這些神秘現象是由於芬多精（phytoncide）的作用，後來他創了「森林浴」這一詞，並推展「森林沐浴概念」。 在日本對於「浴」一字，早就被用來指日光浴、海水浴等，例如日光浴可以預防和治療佝僂病，海水可以預防和治療皮膚病，即是古老自然療法的範疇，也就因此開啟森林的預防效益和治療作用的研究。並在長野縣上松町的國有林，「赤沢自然休養林」中，辦理第一場的森林浴大會，這裡自此被稱為「森林浴發源地」，此後秋山廳長持續倡議並積極推動，人經過森林浴後，身心舒暢的正向感受效益的森林浴。

何謂「森林セラピー」（森林療癒）？

森林療癒是以醫學的實證研究作為基礎，倡議在森林環境中，藉由「森林浴」的行為，有助於身心健康的維持與促進，亦可作為疾病預防。森林療癒涵蓋森林活化以及增進森林的舒適性、對人類的健康維持與促進、療癒效益，是新的組合總稱。

🌱 日本林野廳於1983年開始收取生理指數

1982 年當時林野廳秋山智英廳長提出「森林浴」一詞時，尚無相關人體生理實證研究為佐證，因此日本厚生省也無法公認這個效益。於是1983 年開始收取森林浴後的相關指數，直到 1990 年代才發展出醫療檢測機器，當時宮崎良文教授是森林總合研究所生理活性組長，研究者們將機器改良成可以在野外量測，分別針對在都市中居住時、身處在森林中的生活，兩種不同的生活環境對於人體的生理反應有哪些差異，進行生理實證研究，發現人在森林裡的壓力感確實比城市低。1993~1996 陸續發表了「木材的舒適感—嗅覺與生理作用」、「森林氣候環境與生物反應」、「吸入不同濃度台灣柏木精油，對自律神經反射及工作效率的影響」、「自然環境與疲勞恢複」等，宮崎良一教授是開創日本森林醫學研究先驅者，今井通子醫生則是森林跨界醫學整合的推手。

林野廳 2004 ～ 2006 年間，號召農林水產省協同進行實驗，「利用尖端技術活用於農林水產研究高度化事業」中，「闡明森林系環境與人的生理影響」導入事業。研究以收取身處森林中的受試者們之血液、唾液、尿液等檢體樣本進行生理檢測，經過實驗室分析，在一支一支的試管檢體中，森林浴的健康促進效益獲得證實，研究結果顯示，身處森林中的受試者，其體內的壓力指數賀爾蒙（可體松）呈現低下、NK 細胞（自然殺傷細胞，為免疫細胞）增生並且活化 ，自此森林環境對於心理的效益、生理的效益，有了客觀的科學佐證，森林浴的一大的躍進。「森林浴」的效益，後來被稱之為「森林セラピー」（森林療癒）。

🌱 日本的森林療癒發展

2004 年三月，以秋山智英先生為首，邀集民間企業及相關醫療體系的人，集結產官學成立組成一個統稱為「森林療法研究會」（之後更名

為「森林療癒執行委員會」），以森林醫學相關調查、研究及公共關係活動等，作為普及森林療癒活動。

2005 年醫學的科學實證結果，發現森林浴的生理效益，被用在促進一般人民作為享受、健康維持與增進。「公益社團法人 國土綠化推進機構」以事務所的方式，實施推動，選擇優質的森林環境、整備森林內的進行「森林基地認證」認證，並在基地中規劃統合生理、心理、物理實驗等之「森林療癒基地・路徑」。

2006 年森林療癒研究會，當時代表幹事是大阪大學研究所醫學系研究科森本教授，其帶領的研究團隊，針對森林對於人的健康影響及效益相關的學術文獻收集並審閱調查，讓這個原本在傳統醫學界定之外的「森林醫學」被正名，2006 年昭倉書店發行了《森林醫學》一書，一門源自日本的新醫學就此誕生了。

2007 年研究部門，日本衛生學會開設「森林醫學研究會」，持續發展。

2009 年開始，將推動認證、推廣、實用部門的業務轉移至「NPO 法人森林療法協會」，並將「森林セラピー」（森林療癒）、「森林セラピスト」以及「セラピーロード」「療法之路」商標名稱註冊為專有，非該協會不得使用這三個名稱。

🌿 2011年創建INFOM國際自然森林醫學會

2008 ～ 09 年我們經過日本研究人員的調查與研究，發展出「森林醫學」，於是決定成立一個新的森林醫學國際組織，並獲得 13 個國家 25 名學者及研究者認同，「International Society of Nature and Forest Medicine」INFOM（國際自然森林醫學會）於 2011 年成立。從森林環

境發展出來，提供人們一個可以享受的的新醫學特色稱為「森林醫學」，INFOM 認為，森林對人有健康維持及增進的效益，因此在國際上倡議守護森林環境以及森林療癒之研究、宣傳、普及、啟發等實踐作為宗旨。

 ## 「森林醫學」綜合實證研究發現
在健康森林基地進行森林浴，證實期相關生理效果

彙整森林浴的科學研究成果，提出具體實證如下：

1. 森林浴可以降低壓力賀爾蒙。

　　→特別是針對環境壓力有效。

2. 森林浴有助於副交感神經運作。

　　→達到放鬆的效果、提高腦部的鎮靜。

3. 森林浴有助血壓正常化、降低血糖值

　　→預防生活習慣病。

4. 森林浴可以抗癌及提升免疫力、降低罹癌風險並可鍛鍊身體。

　　→防癌效益。

5. 森林浴可以增加活力，減低緊張／焦慮、憂鬱／沮喪、敵意、憤怒、混亂、疲勞感等症狀。

　　→改善憂鬱狀態。

6. 森林浴中脂聯素增加

　　→透過調節能量平衡和抗衰老因素，抑制動脈硬化和心肌肥厚並抗發炎。

7. 「森林醫學」以實證研究作為基礎，森林漫步的整體健康維持及促進效果

　　→森林浴＋日光浴＝改善睡眠

導入森林療法、森林療癒醫學終極目標為何？

森林的存在，對於守護地球有很多面向的重要性，例如維持森林生物多樣性、地球環境保護、水土保持、水資源涵養等，這些都是包括人類、動植物的安全棲息地，及生存的水與食物的獲取等，皆是森林的能力。

在森林多面向的機能中，森林療癒即是實踐「快適環境機能」、「保健·休閒」的功能、「文化機能」、「物質生產機能」四大面向。從森林浴發展出森林療法（森林セラピー），大前提是以提高地球的森林覆蓋率，吸收 CO_2 等溫室氣體來防止全球暖化，為保護地球環境的措施之一，而我們也已經證明森林浴對於維持和改善人體健康是有益的。

所以當城市居住者來到森林進行森林療癒，重拾（維持）健康，這樣的森林休閒活動，可以對於當地居民產生經濟活動效益，亦是森林療法的目的之一，因為森林療癒休憩行為支持了在地經濟，人類不再需要砍伐森林來建造房舍等，削減森林的行為，而是透過遊客的消費行為，讓當地人可以從中獲得經濟上的滿足，這一點很重要，舉凡森林便當、在地體驗、住宿、在地食材、餐飲需求等，就地取材的經濟活動，平衡了人類的經濟活動的必要性。

台灣流園藝治療　邁向自然療癒學　全齡健康新趨勢

作　　　　者	沈瑞琳
攝　　　　影	沈瑞琳
插 畫 組 合	沈瑞琳
插 畫 設 計	叢林找插畫工作室
責 任 編 輯	曾于珊
美 術 設 計	關雅云

社　　　　長	張淑貞
總 　 編 　 輯	許貝羚

發 　 行 　 人	何飛鵬
事業群總經理	李淑霞
出　　　　版	城邦文化事業股份有限公司 麥浩斯出版
地　　　　址	115台北市南港區昆陽街16號7樓
電　　　　話	02-2500-7578
傳　　　　真	02-2500-1915
購 書 專 線	0800-020-299

發　　　　行	英屬蓋曼群島商家庭傳媒股份有限公司城邦分公司
地　　　　址	115台北市南港區昆陽街16號5樓
電　　　　話	02-2500-0888
讀者服務電話	0800-020-299（9:30AM~12:00PM；01:30PM~05:00PM）
讀者服務傳真	02-2517-0999
讀者服務信箱	csc@cite.com.tw
劃 撥 帳 號	19833516
戶　　　　名	英屬蓋曼群島商家庭傳媒股份有限公司城邦分公司

香 港 發 行	城邦〈香港〉出版集團有限公司
地　　　　址	香港九龍土瓜灣土瓜灣道86號順聯工業大廈6樓A室
電　　　　話	852-2508-6231
傳　　　　真	852-2578-9337
E m a i l	hkcite@biznetvigator.com

馬 新 發 行	城邦（馬新）出版集團 Cite (M) Sdn Bhd
地　　　　址	41, Jalan Radin Anum, Bandar Baru Sri Petaling, 57000 Kuala Lumpur, Malaysia.
電　　　　話	603-9056-3833
傳　　　　真	603-9057-6622
E m a i l	services@cite.my

製 版 印 刷	凱林印刷事業股份有限公司
總 　 經 　 銷	聯合發行股份有限公司
地　　　　址	新北市新店區寶橋路235巷6弄6號2樓
電　　　　話	02-2917-8022
傳　　　　真	02-2915-6275

版　　　　次	初版一刷113年11月
定　　　　價	新台幣650元／港幣217元
I S B N	978-626-7558-28-7（平裝）

國家圖書館出版品預行編目(CIP)資料

台灣流園藝治療/沈瑞琳著. -- 初版. --
臺北市 : 城邦文化事業股份有限公司麥
浩斯出版 : 英屬蓋曼群島商家庭傳媒
股份有限公司城邦分公司發行, 民113.11
面； 公分
ISBN 978-626-7558-28-7(平裝)

1.CST: 心理治療法 2.CST: 園藝學

418.989　　　　　　　　　113015190